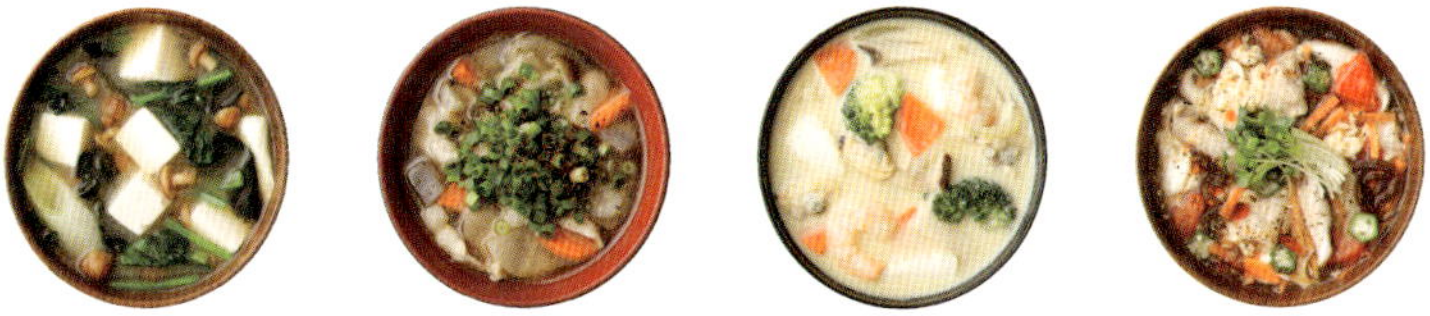

1週間で体が変わる

食べながらやせるすごい方法

三城円 パーソナル管理栄養士

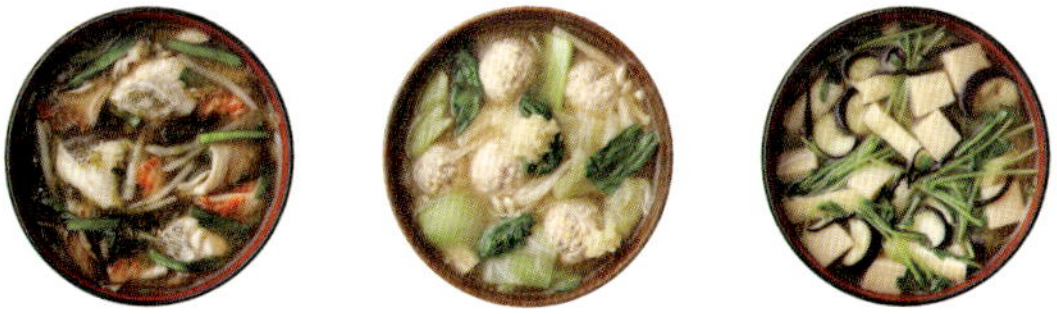

サンマーク出版

食べるだけで
勝手に約200kcal消費され
やせ体質になっていく
すごいメニューがある、
といわれたら
どう思われますか？

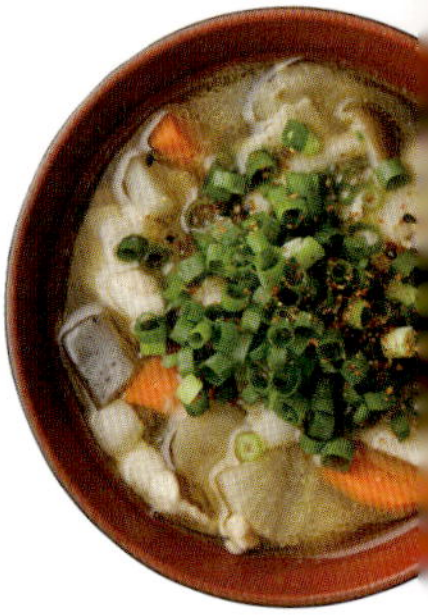

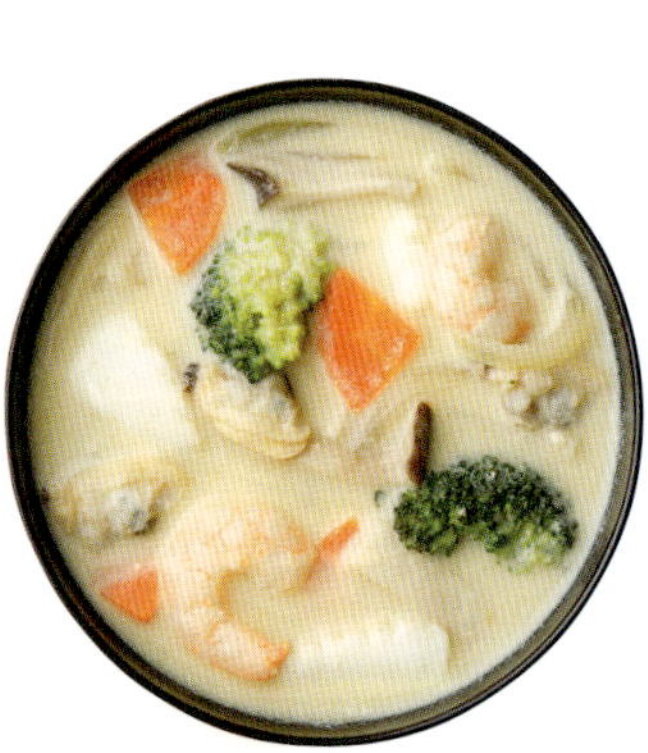

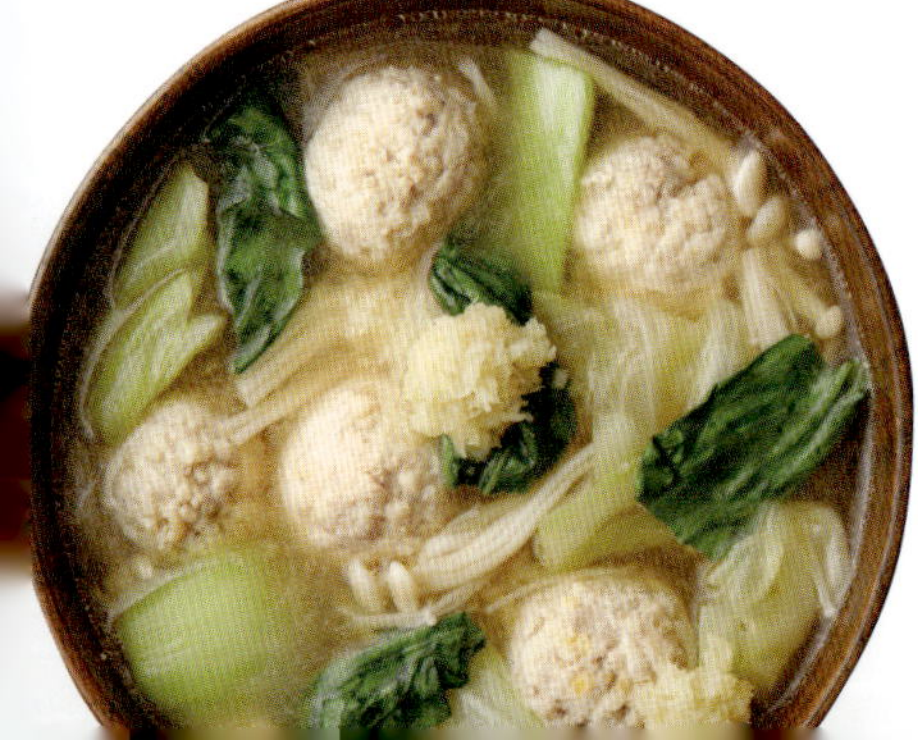

食べるだけで

毎日30分

走ったことにしてくれる

ほど内臓のパワーを高めてくれるのは、

ごはんとみそ汁。

もちろん、

ただのごはんとみそ汁ではありません。

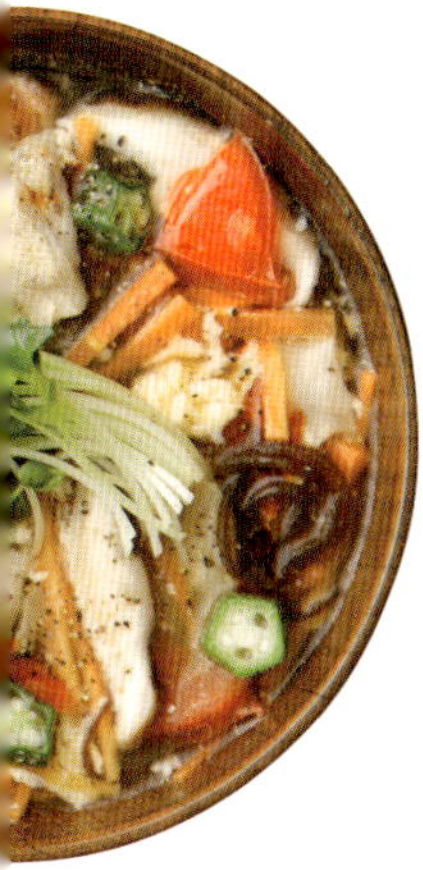

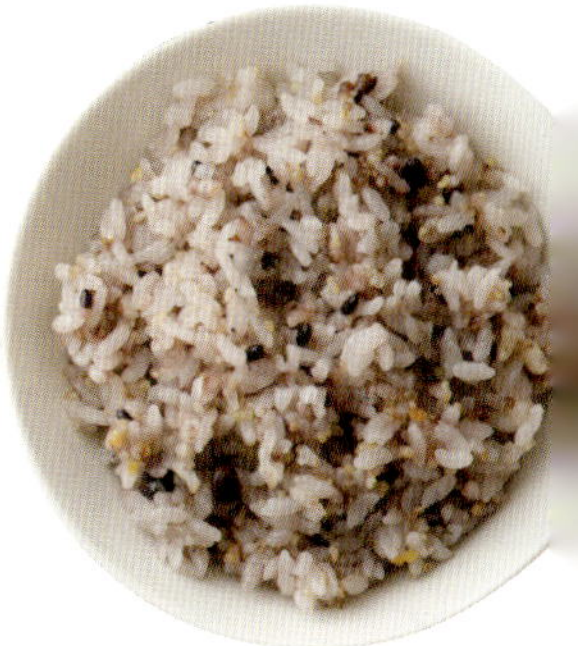

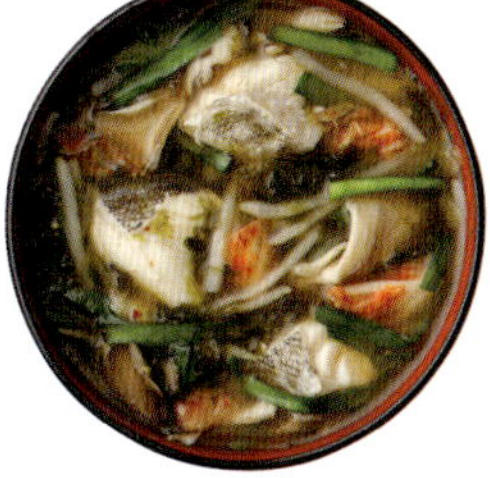

一般的なごはんと
みそ汁よりも
排出力を上げる食物繊維や
血圧を下げる働きまである
GABAがたっぷり。
ほかにも代謝を高めるビタミン、ミネラル、タンパク質

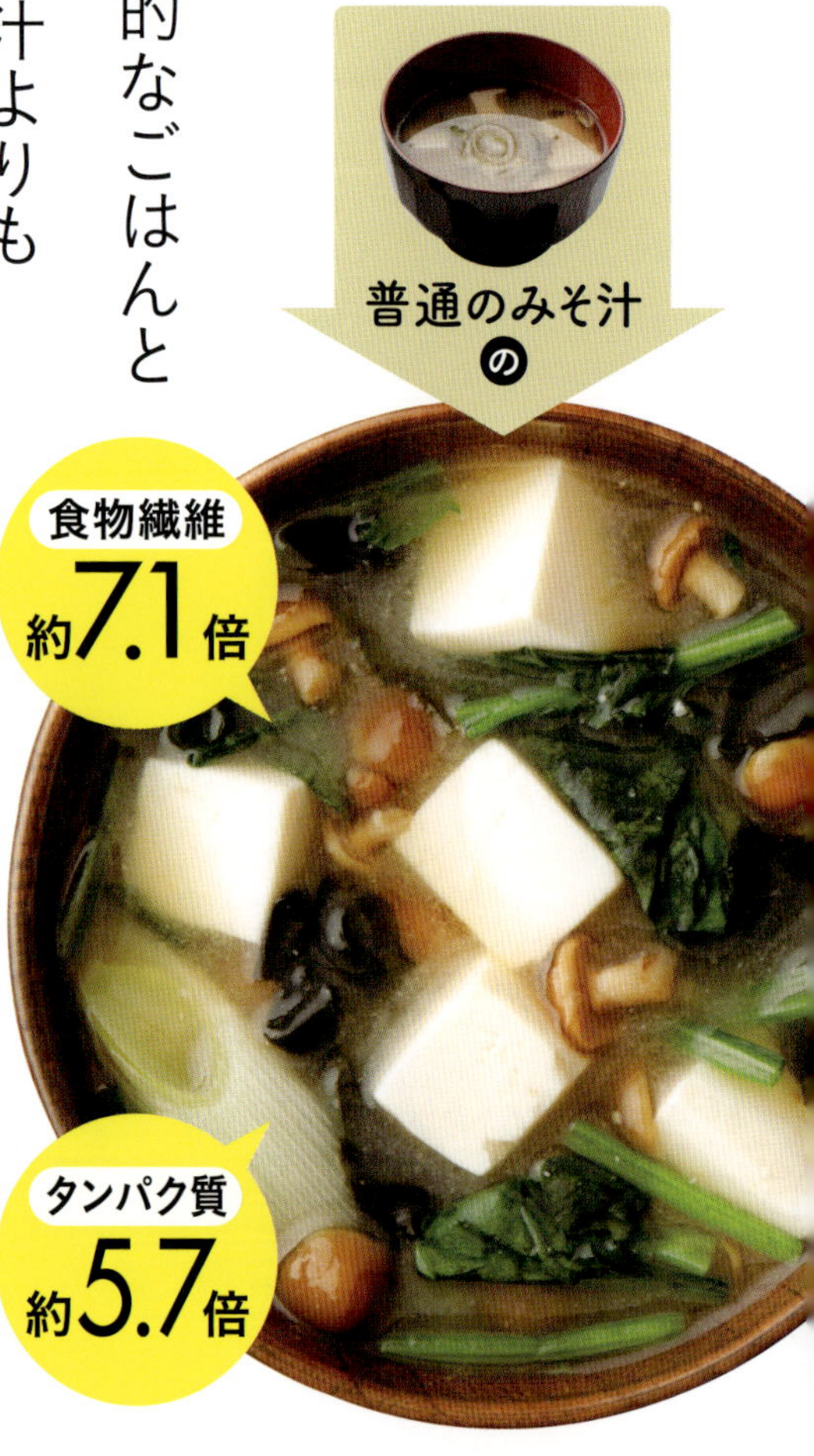
普通のみそ汁の
食物繊維
約7.1倍
タンパク質
約5.7倍

体内活性みそ汁

でやせる!

なども摂れ、
内臓のパワーが高まる最強の組み合わせ！
しかもボリューム満点なので
食べるのを我慢してつらい思いをするどころか
「量を少し減らしたい」と相談に来る方が
続出するほどです。

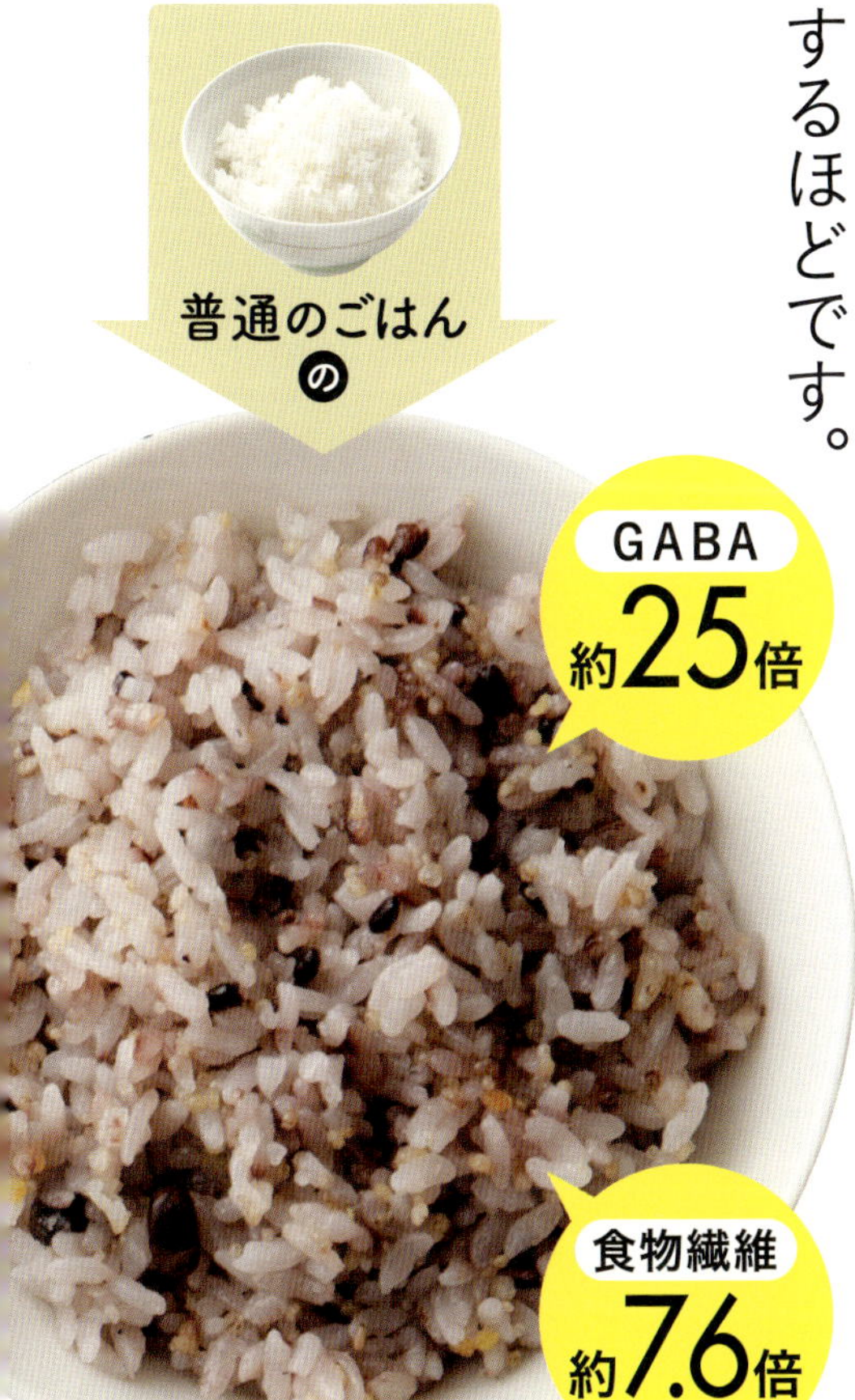

普通のごはんの
GABA
約25倍
食物繊維
約7.6倍

体内活性ごはん

だから
食べるだけ

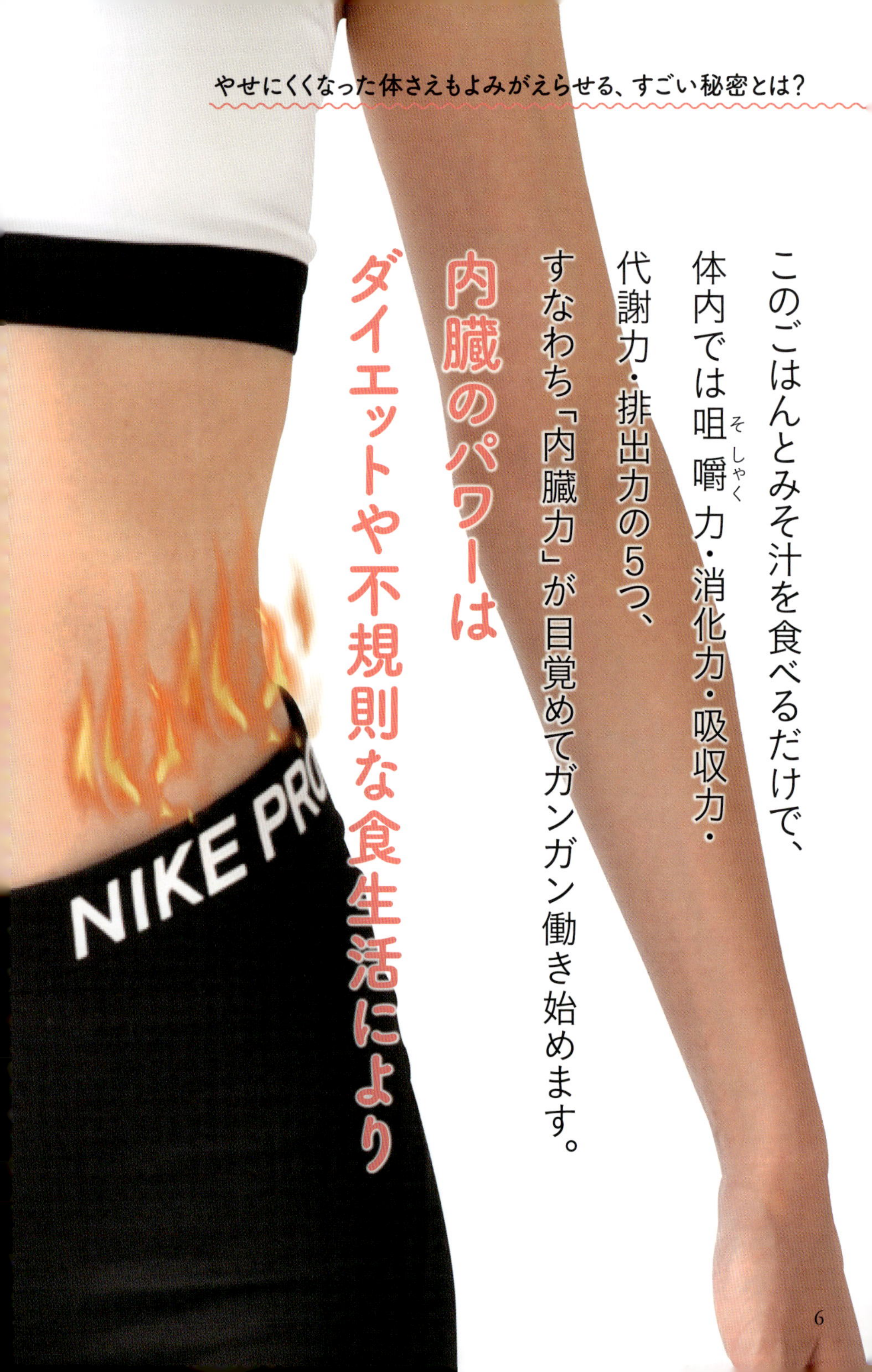

このごはんとみそ汁を食べるだけで、
体内では咀嚼《そしゃく》力・消化力・吸収力・
代謝力・排出力の5つ、
すなわち「内臓力」が目覚めてガンガン働き始めます。

内臓のパワーは
ダイエットや不規則な食生活により

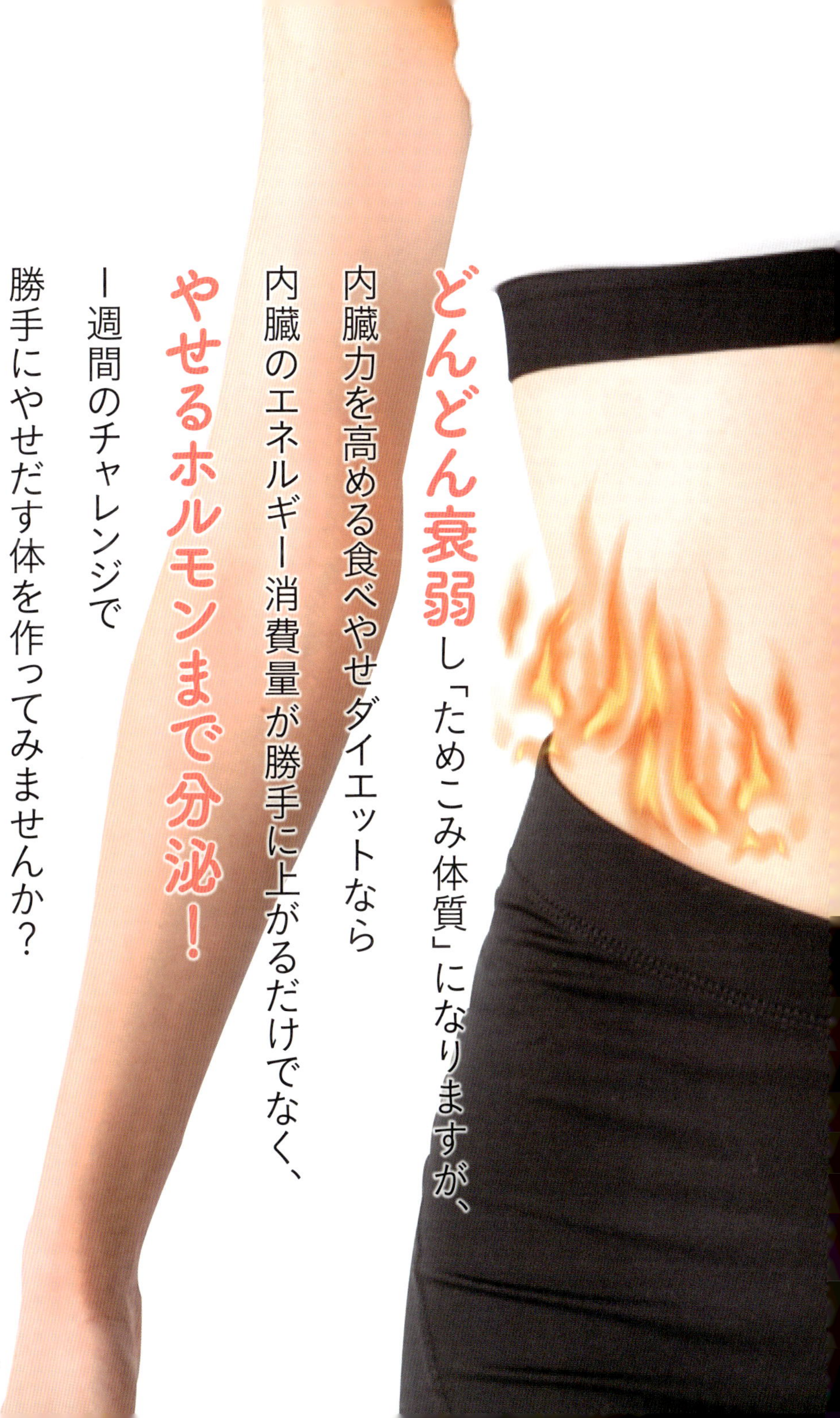

どんどん衰弱し「ためこみ体質」になりますが、
内臓力を高める食べやせダイエットなら
内臓のエネルギー消費量が勝手に上がるだけでなく、
やせるホルモンまで分泌！
1週間のチャレンジで
勝手にやせだす体を作ってみませんか？

こんなにやせました!

CASE 1 Sさま(45歳・身長159cm)

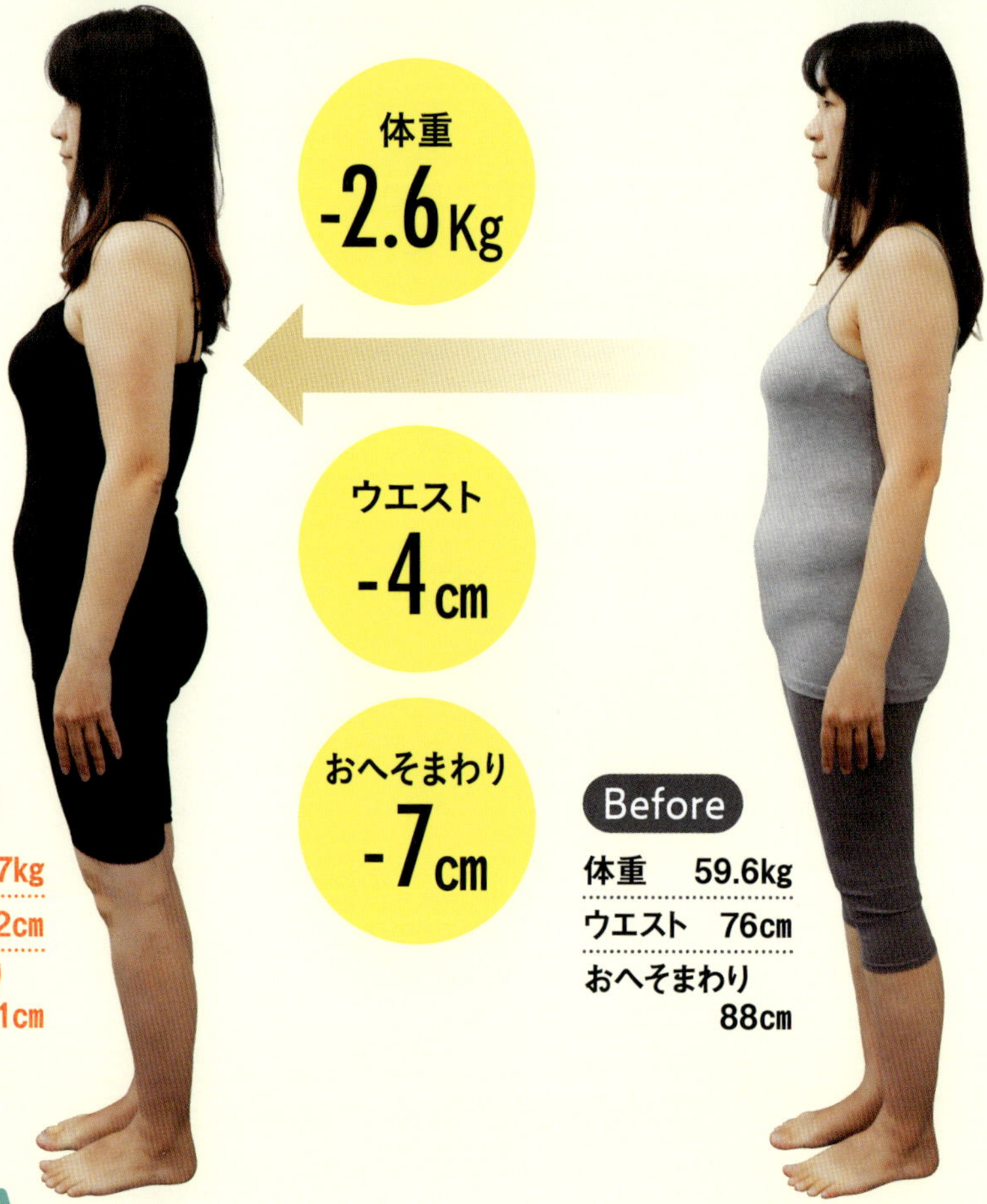

体重
-2.6Kg

ウエスト
-4cm

おへそまわり
-7cm

After

体重	57kg
ウエスト	72cm
おへそまわり	81cm

Before

体重	59.6kg
ウエスト	76cm
おへそまわり	88cm

コメント

1か月ずっと落ちなかった1kgが、たった1週間ですんなり落ちてうれしい。これまで食欲がわかず朝食を食べていなかったが、おいしく食べられるように。その分食事量が増えたのにお腹《なか》のぽっこり感は消えた。食後の眠気がなくなったのにもびっくり。ほかの人がおいしそうなものやカロリーの高そうなものを食べていてもほしくなくなったので、つらさは皆無だった。

食べるだけなのに1週間で

CASE 2 Kさま（48歳・身長150cm）

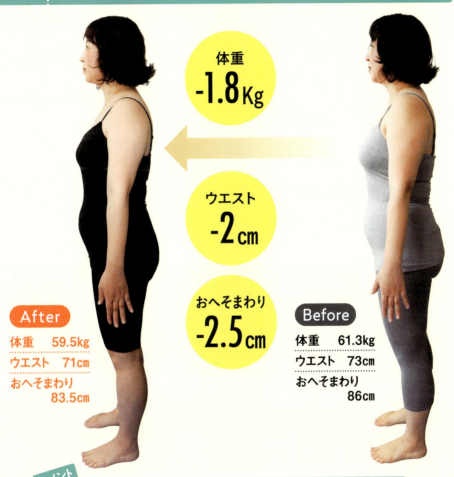

コメント

産後10年以上かけて増えた体重にも、たった1週間で効果が。この年齢でもまだやせられてうれしかった。ほかにも「たるんだ二重あごがスッキリして顔が小さくなった」「トイレの回数や量が増え、むくみ改善。靴下の跡がついたり舌を噛《か》んだりしなくなった」「口の中のベタつきが消えて体臭や口臭がなくなった」など不調がどんどん改善。食べても罪悪感がなく、充実した毎日を送れている。

CASE 3 Yさま（29歳・身長152cm）

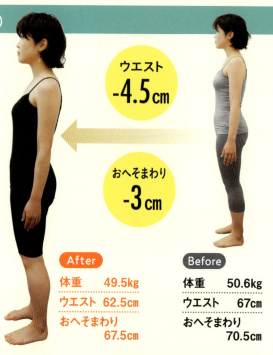

コメント

始める前はお腹が空《す》かないか心配だったけれどしっかり満腹になり、暴飲暴食やダラダラ食べをしなくなった。お菓子を食べたいと思うことがなくなり、食後の眠気もなくなったことがうれしい。昔から便秘体質だったが、期間中は１日１回以上の排便があり、とても驚いた。悩んでいた脚のむくみも解消し、体温が上がったためかエアコンがついていなくても寝られるようになり驚いている。

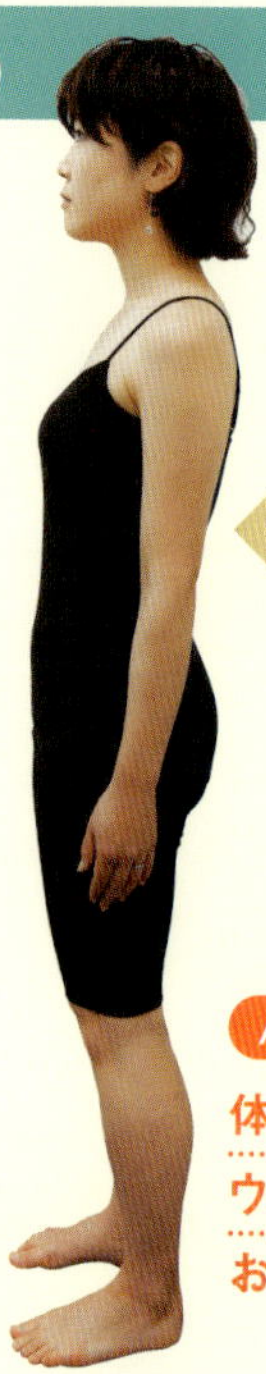

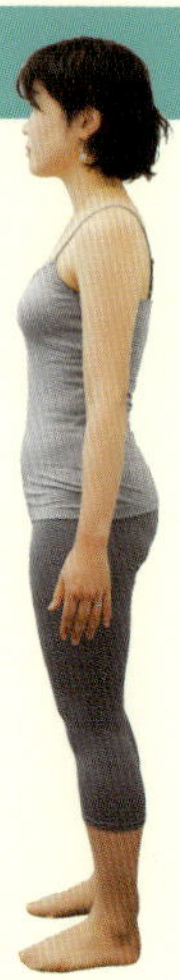

ウエスト -4.5cm

おへそまわり -3cm

	After	Before
体重	49.5kg	50.6kg
ウエスト	62.5cm	67cm
おへそまわり	67.5cm	70.5cm

CASE 4 Aさま（33歳・身長159cm）

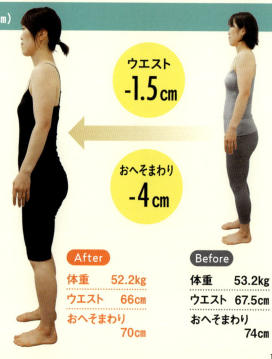

コメント

３日目から便秘が解消し毎日スッキリ。前よりもたっぷり食事を摂るようになったのに、顔まわりや腰まわりがスッキリして、肌質や血色もよくなった実感が。ダラダラ食べや間食も自然とやめることができた。疲れにくくなる、イライラしなくなる、気持ちが安定するなど予想以上の効果も実感できてうれしい。仕事で忙しいなかでも生活リズムに取り入れられたので、無理なく続けられそう。

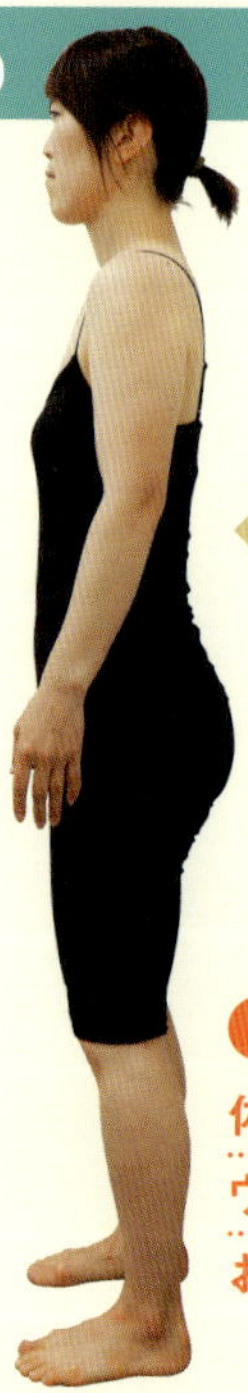

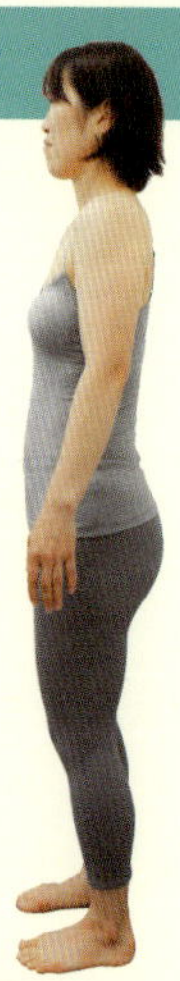

ウエスト -1.5cm

おへそまわり -4cm

	After	Before
体重	52.2kg	53.2kg
ウエスト	66cm	67.5cm
おへそまわり	70cm	74cm

CASE 5　Wさま（45歳・身長158cm）

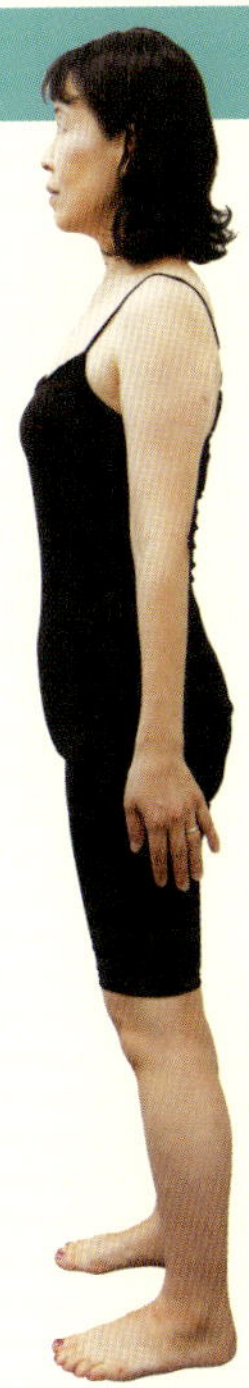

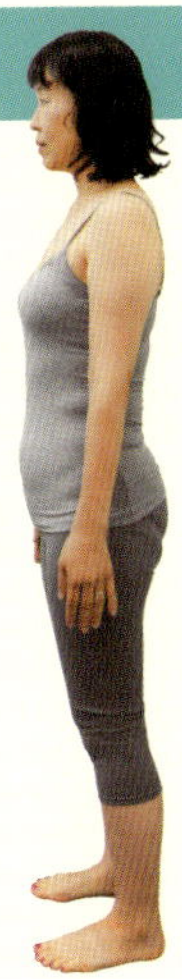

ウエスト -3cm

おへそまわり -3cm

コメント

仕事の関係で活動量がいつもの３分の１程度だったが、食べるだけで体重にもウエストにも変化が。食欲も「空腹との葛藤がなくなる」「間食したいと思わなくなる」「暴飲暴食しなくなる」「満腹感を得られるようになる」といいことずくめ。体調は便秘が解消し、毎日１～２回お通じがくるように。体温も上がり、肌トラブル解消、足首の冷えが改善されるなどたくさんの効果を感じられた。

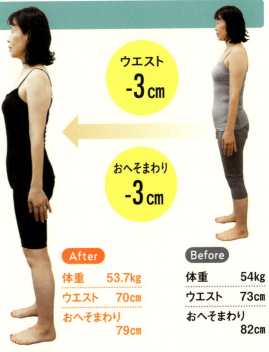

After	
体重	53.7kg
ウエスト	70cm
おへそまわり	79cm

Before	
体重	54kg
ウエスト	73cm
おへそまわり	82cm

CASE 6　Tさま（41歳・身長166cm）

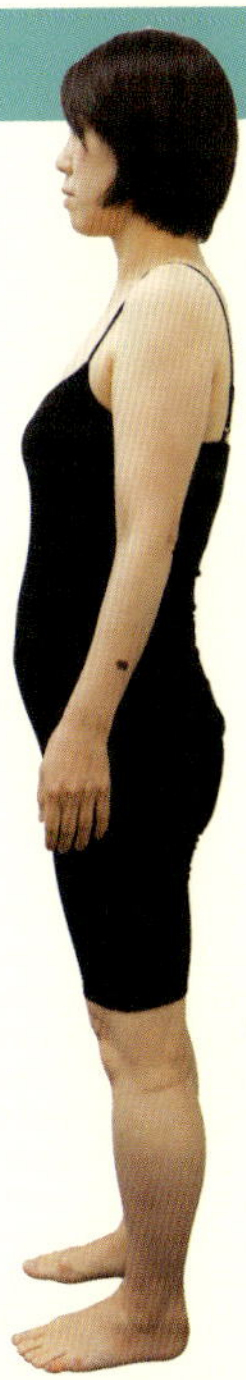

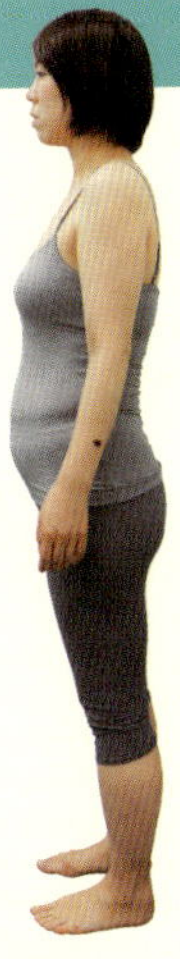

ウエスト -3cm

おへそまわり -1cm

コメント

排卵期のやせにくい時期だったが、太らなかったので驚いている。夜の暴食が減りお腹への負担もないので、毎朝寝起きがスッキリ。食欲のムラが安定して自然と飲酒や食事の量を抑えられるように。食後に体が温かくなって代謝が上がっているのを実感したり、口内炎の治りが早かったりという体調の変化も感じられた。調理がラクなので、食事そのものや体の変化を楽しめたのもうれしい。

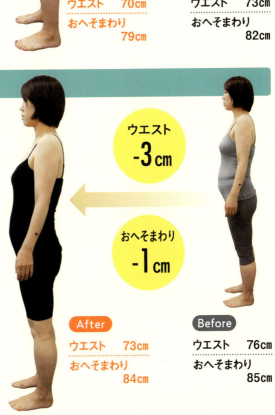

After	
ウエスト	73cm
おへそまわり	84cm

Before	
ウエスト	76cm
おへそまわり	85cm

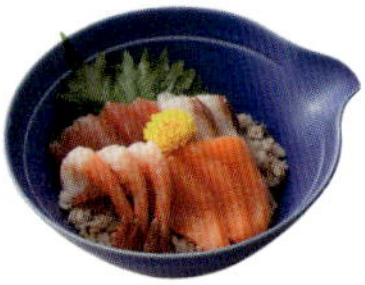
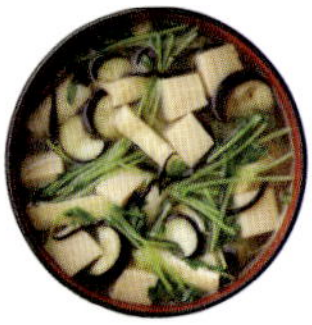

CONTENTS

1章 食べやせプログラムはなぜやせるのか？

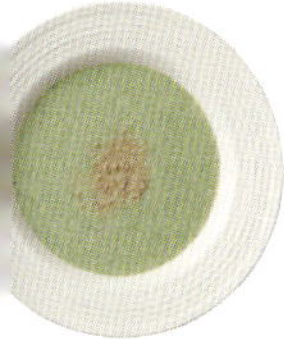
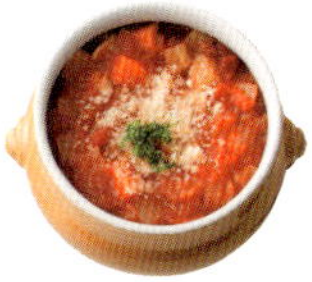
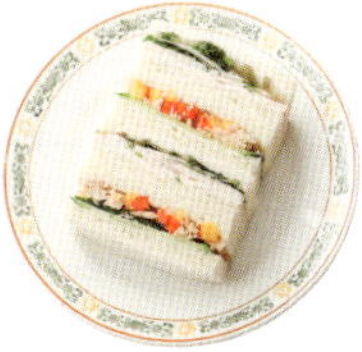
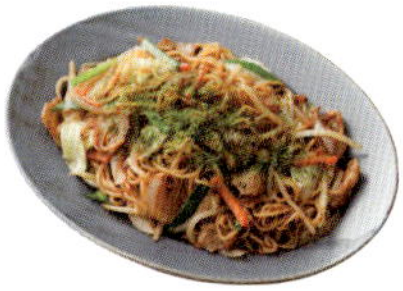

2章 やせ力を最大化する食べやせプログラム

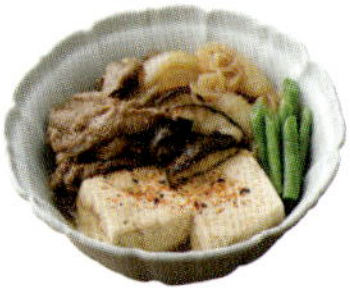
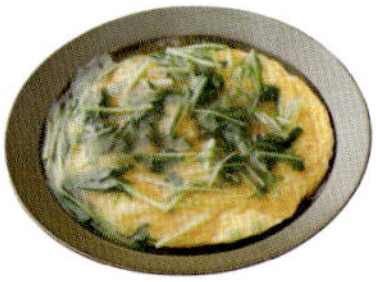
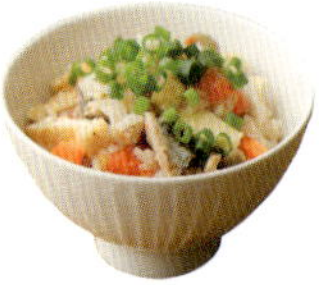

3章 毎日飽きずに食べられる満腹ダイエットレシピ

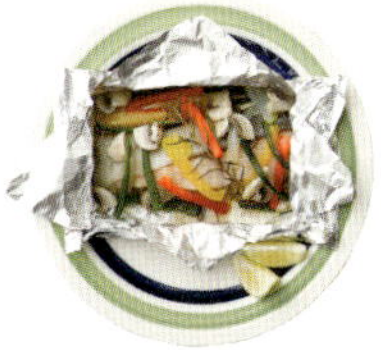

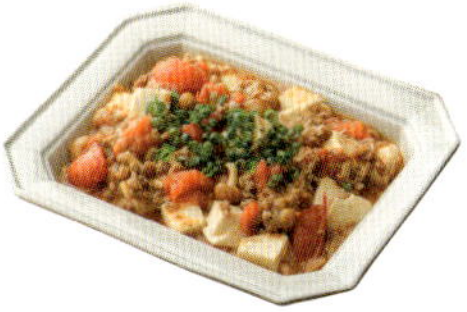

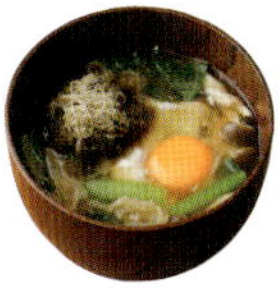

4章 こんな勘違いがダイエットを失敗させる

STAFF
ブックデザイン　河南祐介＋塚本望来（FANTAGRAPH）
撮影　福田諭＋下大迫夏希（fort）
料理制作・スタイリング　結城寿美江
イラスト　秋葉あきこ
編集・執筆協力　伊藤まなび
DTP　天龍社（繁松義彦）
校正　ぷれす
写真　kari（PIXTA）
編集　小元慎吾（サンマーク出版）
蓮見美帆（サンマーク出版）

レシピページの見方

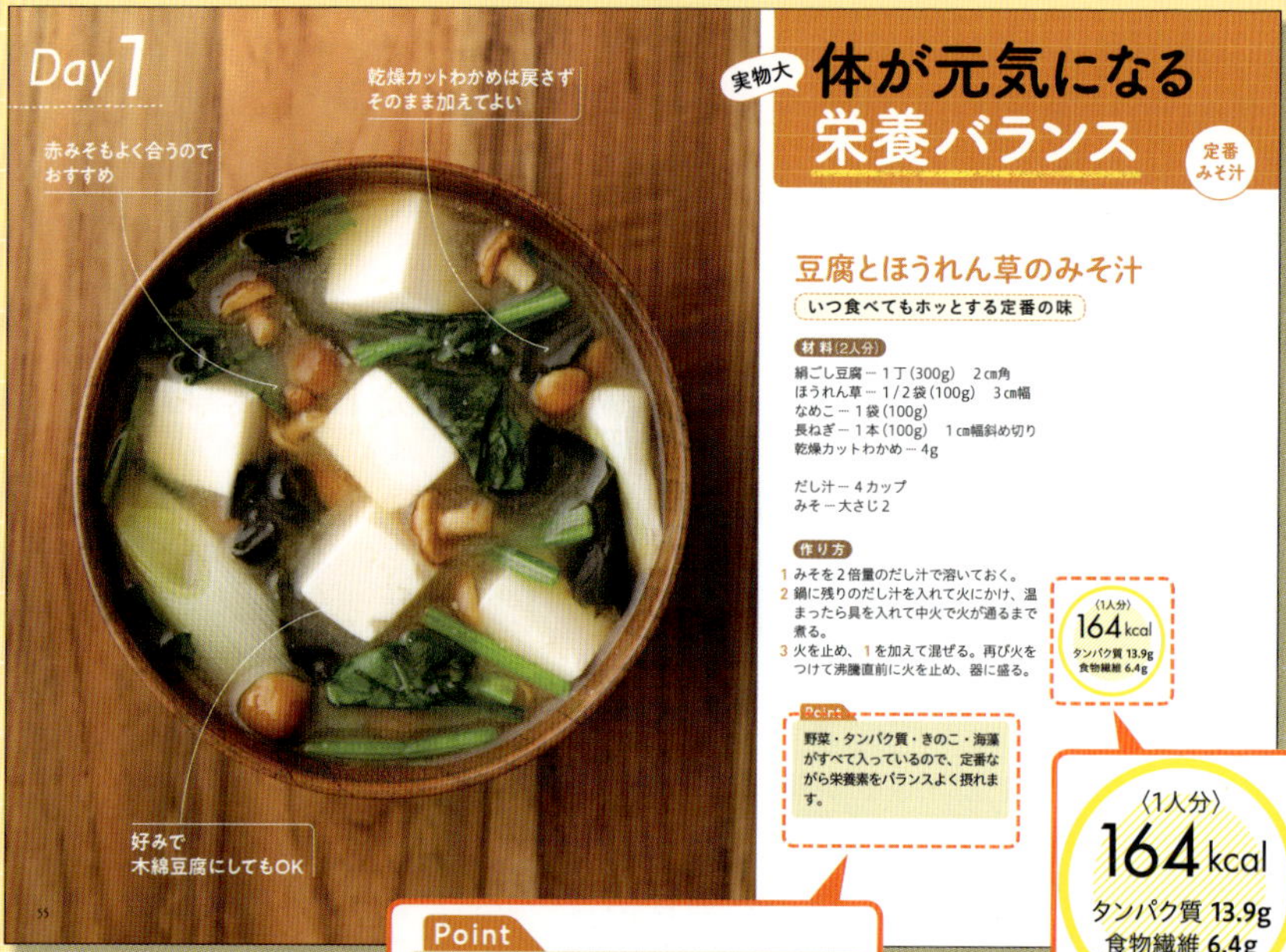
Day 1
赤みそもよく合うので
おすすめ
乾燥カットわかめは戻さず
そのまま加えてよい
好みで
木綿豆腐にしてもOK
55
実物大
体が元気になる
栄養バランス
定番
みそ汁
豆腐とほうれん草のみそ汁
いつ食べてもホッとする定番の味
材料(2人分)
絹ごし豆腐…1丁(300g)　2㎝角
ほうれん草…1/2袋(100g)　3㎝幅
なめこ…1袋(100g)
長ねぎ…1本(100g)　1㎝幅斜め切り
乾燥カットわかめ…4g
だし汁…4カップ
みそ…大さじ2
作り方
1 みそを2倍量のだし汁で溶いておく。
2 鍋に残りのだし汁を入れて火にかけ、温まったら具を入れて中火で火が通るまで煮る。
3 火を止め、1を加えて混ぜる。再び火をつけて沸騰直前に火を止め、器に盛る。
〈1人分〉
164 kcal
タンパク質 13.9g
食物繊維 6.4g
Point
野菜・タンパク質・きのこ・海藻がすべて入っているので、定番ながら栄養素をバランスよく摂れます。

Point

野菜・タンパク質・きのこ・海藻がすべて入っているので、定番ながら栄養素をバランスよく摂れます。

食材に関する栄養豆知識や、アレンジ方法などをご紹介します。

〈1人分〉
164 kcal
タンパク質 13.9g
食物繊維 6.4g

1人分のエネルギー量、タンパク質量、食物繊維量を算出しています。

- 材料や作り方にある1カップは200ml、大さじ1は15ml、小さじ1は5mlです。いずれもすりきりで計量してください。
- 米1合は180ccです。
- 赤みそと白みそと合わせみそを使い分けました。種類の指定はないので好みのみそをお使いください。みそ汁の塩分が気になる方は、だしをしっかりとってみその量を減らしてもかまいません。
- 電子レンジは600Wのもの、オーブントースターは1000Wのものを使用しています。ご使用の機種のW数や取扱説明書をご確認のうえお使いください。
- 食材の分量換算目安は編集部調べです。お使いの食材の大きさや重さに合わせて分量を調整してください。
- 加熱時間や加熱温度は目安です。様子を見ながら加減してください。
- 適量と表示している食材は味を加減しながらお使いください。
- しょうゆは減塩タイプではなく、普通のしょうゆを使っています。レシピやお好みに合わせて薄口や濃口に変えるのもおすすめです。

※投薬されている方や特別な疾患のある方は、このダイエットを行っていいか主治医に相談してください。

1章

食べやせ
プログラムは
なぜやせるのか?

食べるだけでエネルギーがどんどん消費されるから

毎日生きて食べているだけで、１日の総エネルギー消費量のなんと70％が消費されています。にも関わらず多くの方は、ダイエットを始めるとエネルギー摂取量、つまり食事を減らしてしまうもの。食事制限をすると、たしかに初めは短期間で体重が落ちますが、みなさん確実にリバウンドします。食事を我慢した反動で食べすぎなくても、です。その理由は、リバウンドは栄養素が不足したときや筋肉量が低下したときにも起こるものだからです。

食事制限で入ってくるエネルギーが少なくなると、体は筋肉を減らして少ないエネルギー量で生きられるよう順応したり、いざというときのためにエネルギーをためこんだりします。さらに栄養素不足で代謝も落ちるのです。

そのうえ食事量が減る分、消化・吸収などによるエネルギー消費量まで低下。こうして自然に70％消費されていたはずのエネルギーが徐々に使われなくなり、ためこみ体質に変化するのです。
　そもそも基礎代謝が低下すると、健康を保つ機能も落ちていき、さまざまな部分に危険信号が出始めます。生理不順、めまい、息切れ、肌荒れ、脱毛、骨粗しょう症、爪が割れる、疲れやすくなる、不眠、落ちこみやすい、イライラする……などは要注意。いままでにない不調は、体が「命の危険があるよ」と教えてくれているのです。

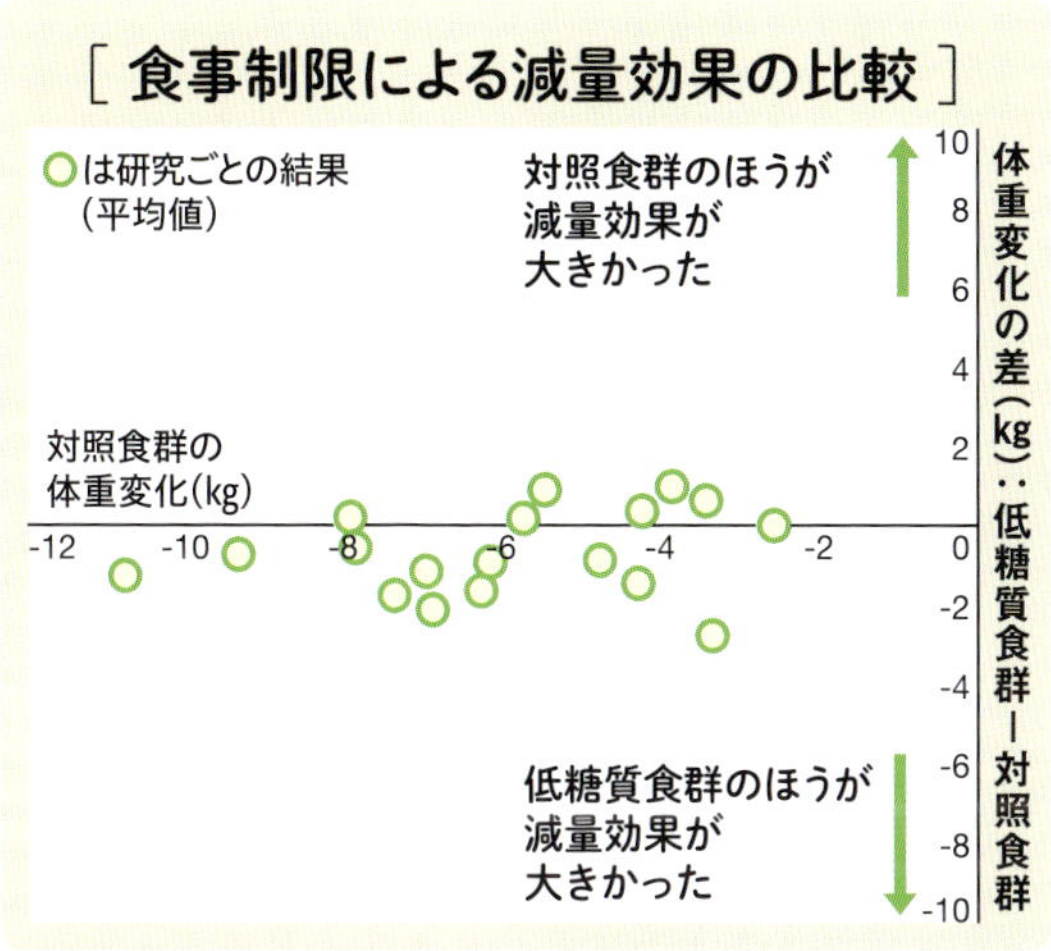

上記は糖質制限のダイエットの19の結果をまとめたグラフ。対照食（健康的な食事）をした場合、すべての研究で体重が減っており、低糖質食群と減った体重はほとんど差がなかった。
（佐々木敏『佐々木敏の栄養データはこう読む！』女子栄養大学出版部（2015）より）

心臓や脳や筋肉など、生命維持に必要な機能を動かすための「基礎代謝」で摂取エネルギーの約60%が消費される。さらに、食物の消化・吸収、交感神経の活性化に使われる「食事誘発性熱産生（DIT）」で10%が使われる。つまり、生きて食べるだけで70%のエネルギーが勝手に消費できる。一方、歩く・動く・運動などで消費される「活動代謝」は30%ほど。

食べるだけで内臓機能が勝手に高まるから

ダイエット中、便秘で悩む方がよくいます。食事量不足、脂質の摂取量不足、食物繊維不足のほかに考えられるのが「消化力の低下」です。

食べものが便として排出されるまでに、口、のど、食道、胃、小腸、大腸を通り、消化・吸収されますが、これら消化器官は筋肉でできています。筋肉と聞くと、筋トレなどで鍛える骨格筋をイメージするかもしれません。骨格筋とは種類が違うものの、消化器官も筋肉でできているため、蠕動《ぜんどう》運動で食べものをスムーズに通過させます。この筋肉の動きが低下すると、同時に働きまで低下します。つまり消化・吸収機能も低下してしまう、というわけです。

消化器官の筋肉は自律神経※によってコントロールされており、骨格筋と違って、鍛えたくても力を入れたりゆるめたりすることはできません。唯一のトレーニング法は「食べること」なのです。食べものを適度に入れて刺激しないかぎり蠕動運動は開始されませんし、たくさん噛《か》まないと蠕動運動は誘発されません。つまり、**食べる量が急激に減ると、蠕動運動が起こりにくくなって消化力は低下。それに伴って吸収力まで落ちる**というわけです。

しかも、消化器官の筋肉がきちんと働かなければ、18ページでお話ししたように消化・吸収などで生じるエネルギー消費も低下します。

よく噛んでよく食べることは内臓の消化力を高める筋トレなのです。

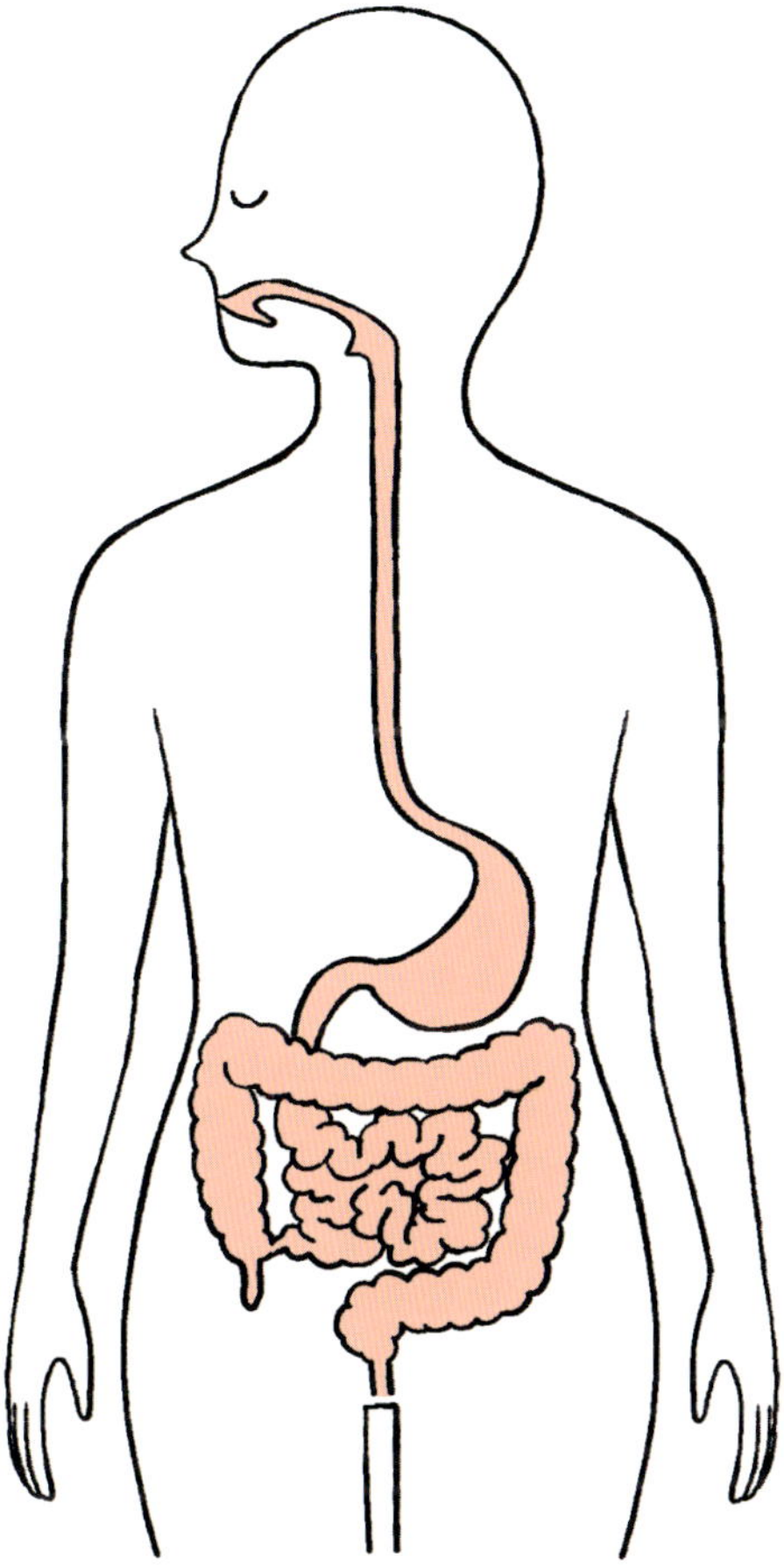

食事を摂ると、口、食道、胃、小腸、大腸が働き始める。すると咀嚼力、消化力、吸収力、代謝力、排出力が発揮されて、内臓力が高まる。

※自律神経とは、内臓や血管を支配する神経で、自己の意識でコントロールできない神経系のこと。交感神経と副交感神経がある。

体脂肪だけを落として代謝の低下を防げるから

※カロリー制限や激しい運動をすると、体脂肪以外が減ることがほとんどです。体脂肪は、体がいざというときのために蓄えているエネルギー源なので減りにくいし、たとえ減っても筋肉や骨より比重が軽いので体重は軽くなりにくいのです。

一方、真っ先に減るのが水分。大人の場合は体重の約60％、体重50kgなら約30kgは水分です。食事には水分も多いので、食事量を減らせば体内の水分量も減少します。食事制限を始めて2～3日で体重が減るのはほぼ脱水によるもの。失った水分を摂取すればあっという間にもとの体重に戻ります。

その次に減るのは筋肉。体の熱を作る発電所の役割があり、筋肉が多いと脂肪は自然に燃えます。筋肉の割合は全身の約40％を占め、筋肉1kgにつき毎日約13kcal燃焼します。**体重50kgだと骨格筋は約20kg。これで、1日約260kcal燃焼する計算です。**しかし食事量を減らすと、脂肪のほかに筋肉もエネルギー源として分解・利用されます。

こうして筋肉量が減り代謝力が落ちると、脂肪をためこむ体に。しかも減った筋肉はなかなか戻りません。リバウンドすると「体重が戻った」と考えがちですが、正確には減った筋肉の分、脂肪が増えた「隠れ肥満状態」です。

また食事制限でカルシウムなどの微量栄養素が不足すれば、骨量も減少します。特に女性は、過度な食事制限を行うと骨がスカスカに。骨密度は短期間では回復せず、若い頃の過度なダイエットが骨折や骨粗しょう症、寝たきりの原因になりかねません。

美しくやせるには体重だけに一喜一憂しないことが重要なのです。

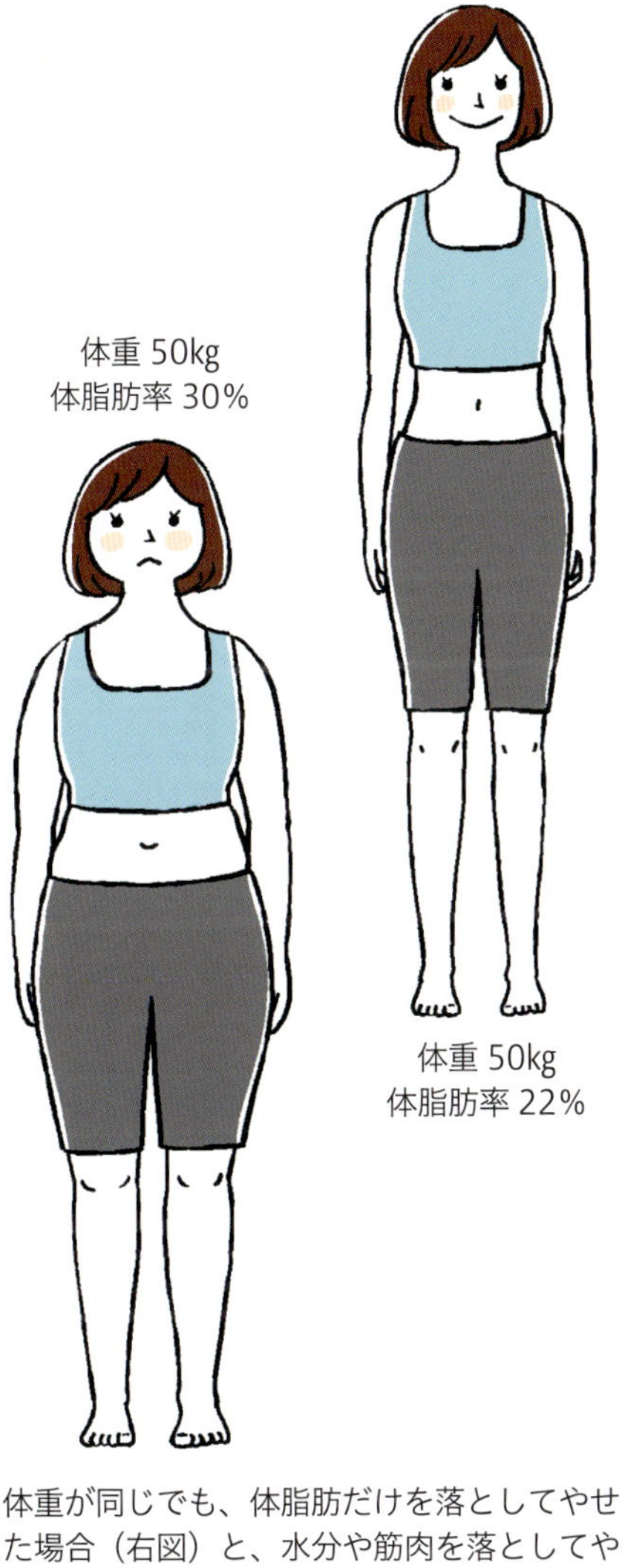

体重が同じでも、体脂肪だけを落としてやせた場合（右図）と、水分や筋肉を落としてやせた場合（左図）では見た目に大きな差が現れる。

※正確には「エネルギー制限」という表現をしますが、本書ではわかりやすくするために「カロリー」「エネルギー」という言葉で説明します。

体が無理をしないので気づいたら継続できているから

「我慢するだけだから」と頑なに食事制限を続ける人がいます。でも体のシステムを考えると、永遠に食事を減らし続けないかぎり、落とした体重の維持はできません。

食事量が極端に減ると、体は「栄養素やエネルギーが入ってこない、大変だ」と脳に指令を送り、基礎代謝量を低下させます。そして無意識のうちに歩く量や速度など日常の活動量を低下させ、エネルギーを蓄え始めます。ダイエット初期は順調に体重が減っても、徐々に体重が減らなくなるのは、このせいです。

食事量を減らし続けたとしても、しばらくすると体はさらなる危機を感じて、基礎代謝量も活動代謝量も下がって一層省エネモードに。食事量が少ないので、食事によるエネルギー消費量も低下。**頑張っても体重は減らなくなり、食事を減らすことと停滞期を永遠に繰り返すわけです。**

食事量を減らせば必要な栄養素も不足します。特にビタミンやミネラルといった微量栄養素は、体の機能や代謝の調整に欠かせず、脳の働きに関与するものもあります。そのため栄養素が不足すれば、元気が出ない、やる気がない、イライラする、落ちこみやすくなる、眠れないなど精神面にも悪影響が。このような心理状態では、ダイエットは成功しにくくなる一方です。

しかも多くの場合、挫折して結局体重はもと通りに。頑張って継続できても、半年程度で徐々に普通の食事に戻ってしまう方が多い、というデータもあります。半年以上無理して頑張ってしまうと、摂食障害（拒食症、過食症）などの深刻な病につながる可能性もあり、極端な食事制限をするダイエットはすべてにおいてマイナスでしかないのです。

［ 食事制限の継続可能期間 ］

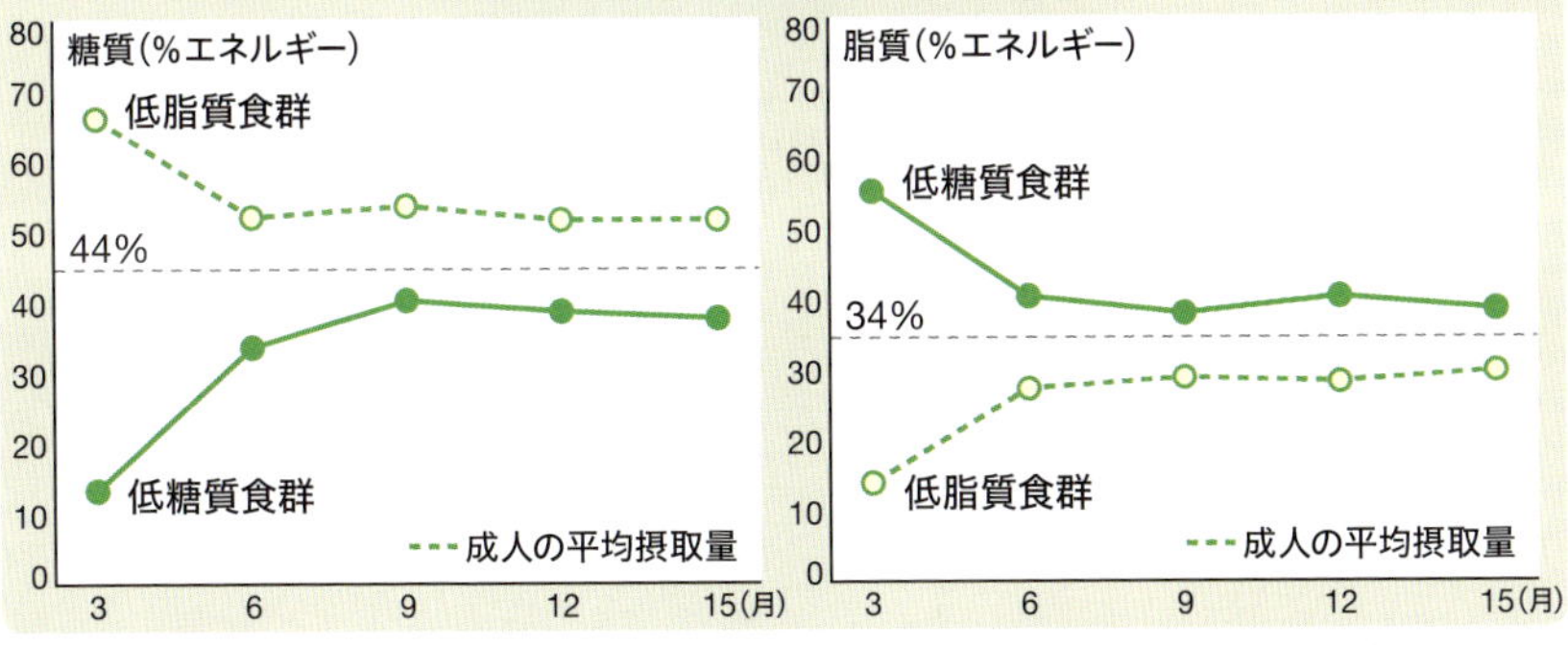

横軸：研究開始からの月数　　縦軸：摂取量（平均値）。エネルギー摂取量に占める割合（%）

上記は、低糖質の食事をするように指導された人たちと、低脂質の食事をするように指導された人たちの、糖質・脂質の摂取量の変化。約半年後には平均的な食事（黒の破線部）の食べ方に向かって近づいており、食事制限を長期間続けることがいかに難しいかがわかる。

（佐々木敏『佐々木敏の栄養データはこう読む！』女子栄養大学出版部（2015）より）

脂肪を燃やす材料が食べるだけですべて揃うから

18ページでは生きて食べるだけで、約70％のエネルギー消費量になる、という話をしました。でもじつはこの70％のうちの10％を占める食事誘発性熱産生（DIT）、何を食べても発生するわけではありません。脂肪を燃やすためには燃料と着火剤が必要で、まず燃料になる栄養素が糖質、脂質、タンパク質です。

そして着火剤の代表的な栄養素がビタミンB群[※1]。ビタミンB群は「補酵素」として働きます。補酵素は代謝をサポートする役割があり、糖質や脂質、タンパク質の代謝に欠かせません。

同様に、ミネラルの力も必要です。代表的なものが鉄分で、活動時に使うエネルギーを産生するのにも関係しています。しかし食事からの充分な鉄分摂取は難しいうえに、特に女性は生理によって、慢性的な鉄分不足になっている方が大多数。鉄分を含む野菜、ほうれん草や小松菜を食べる程度では不足分を補うことが難しいのです。

ところがダイエット中の方を見ると、頑張って野菜ばかりを摂ろうとしている方が目立ちます。もちろん野菜も、食物繊維やビタミンCや鉄分など、さまざまな栄養素やフィトケミカル※2を補うためには大事ですが、それだけでは**脂肪を燃焼させるための着火剤としては力が弱く、そもそも燃やす原料が足りません。**効率よく燃やすには、着火剤も燃料も必要です。

主食から糖質やビタミンB_1、メインディッシュからタンパク質やビタミン、ミネラル、汁ものや副菜からビタミン、ミネラルなど、さまざまな食品から栄養素をまんべんなく摂れる食事なら、栄養素がチームとなって、食べながら体脂肪を燃やす好循環を生み出すのです。

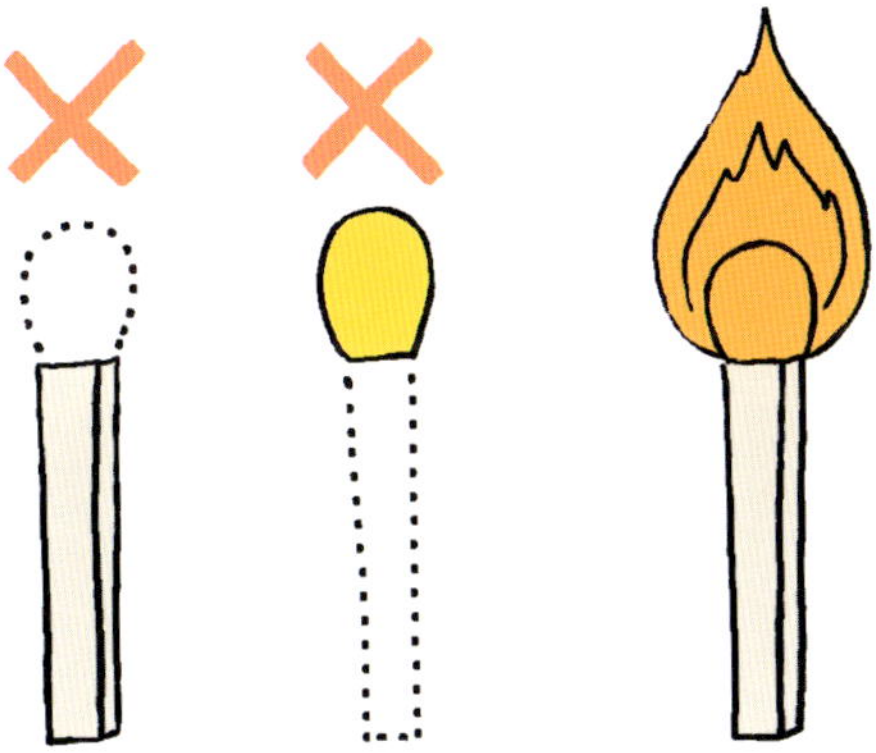

体脂肪をガンガン燃やすには、マッチと同様、燃やす原料と燃やすのを助ける栄養素の両方が必要。燃やす原料だけでも体脂肪は燃えないし、燃やすのを助ける栄養素だけでも体脂肪は燃えない。

※1 補酵素として必要なビタミンB群：ビタミンB_1、ビタミンB_2、ビタミンB_6、ビタミンB_{12}、ナイアシン、パントテン酸、葉酸、ビオチン。

※2 フィトケミカルとは、植物が紫外線などから身を守るために作り出す化学物質のこと。ポリフェノール、カロテノイド、イオウ化合物などがあり、抗酸化作用や殺菌作用などの働きがある。

よく噛むだけでやせスイッチがオンになるから

「忙しくても簡単に飲めて、栄養素が摂れるから」「パンやごはんの朝食は重いけれど、飲みものは胃に負担がかからないから」という理由で牛乳や野菜ジュースを食事代わりにする方も多いようです。

確かに液体やドロッとしたものは噛まなくてもよいので、固形のものに比べると手軽に摂取できます。しかし、これらはいわゆる「流動食」。流動食は本来、離乳食を食べる赤ちゃんや、咀嚼や消化が難しい病気の方や高齢の方向けの食事です。消化しやすいというメリットはありますが、自身の消化機能を甘やかすことになるため、蠕動運動の力が弱まるおそれがあります。

また噛まずに飲みこむので、唾液量も減少ぎみに。**唾液には消化を助ける消化酵素が含まれています。**噛まなければ当然、この消化酵素は分泌されないので、消化力は低下する一方です。

便秘で悩む方に食事内容を聞くと、やわらかいものをよく食べる傾向があります。

咀嚼回数が減り、唾液の分泌量が低下して消化力が悪くなると、胃腸での消化に負担がかかり、ためこみ体質の引き金に。唾液は通常1日に1〜1.5ℓも分泌されます。食事のとき、飲みものがないとのどを通りにくい、という場合は唾液の分泌量が減っているかもしれません。

もちろん飲みものがだめというわけではありませんが、歯や唾液のパワーを有効活用して、おいしさを感じながら内臓力も高めたほうが効率的にダイエットできるはずです。

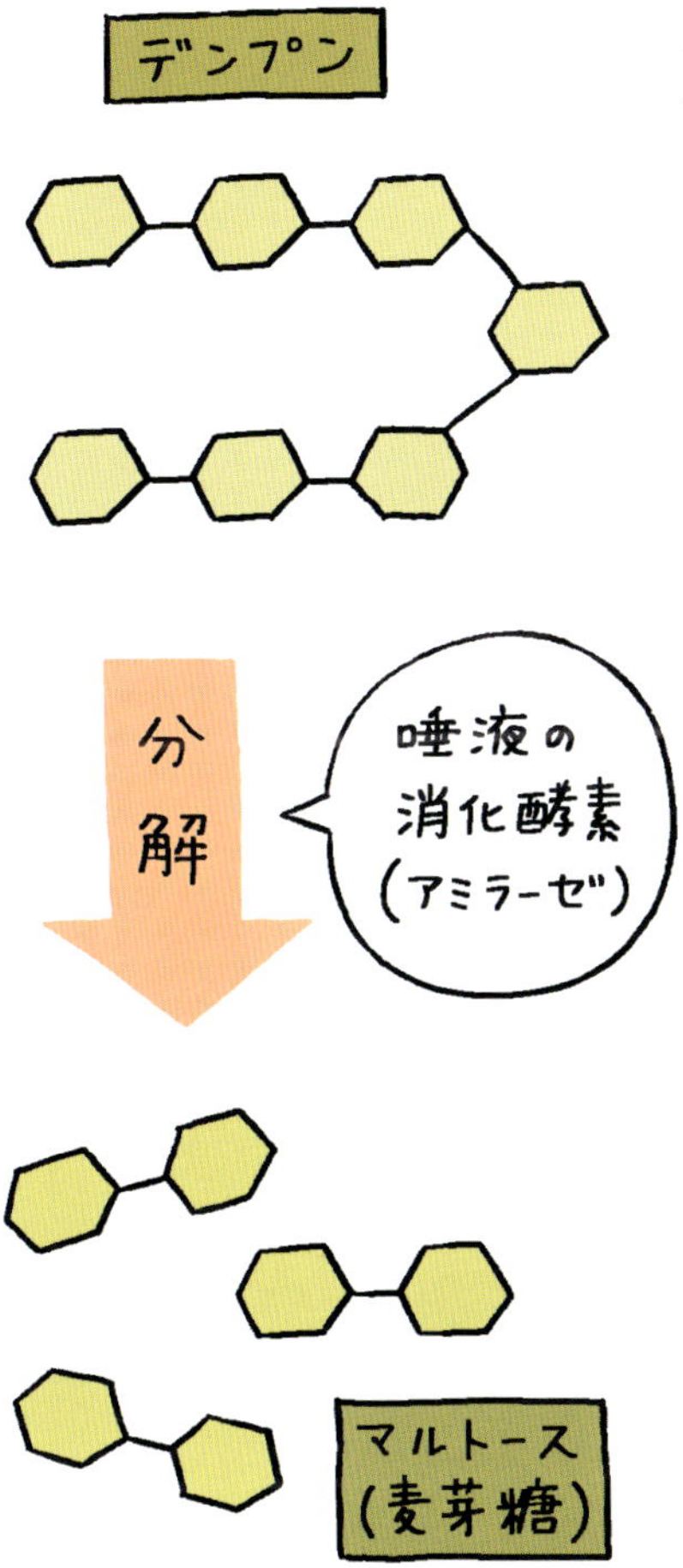

唾液の消化酵素（アミラーゼ）は、デンプンを分解してマルトースに変える働きで消化を助ける。つまり、よく噛むだけで自然と消化力は上がる。

よく噛むだけで内臓脂肪が燃焼し始めるから

噛むことには、まだまだ驚くべき働きが。噛むと、歯の根の部分にある歯根膜が刺激されます。さらに、頬の筋肉も同時に動きます。この2つの動きが信号となり、脳を刺激。その刺激で神経ヒスタミンという物質が分泌されます。神経ヒスタミンは、「もうお腹《なか》いっぱいだよ」という食欲抑制の指令を出すのが仕事です。この指令はブドウ糖を摂ったときに送られる満腹信号よりも早く届くため、**過度な食欲にストップをかけて食べすぎを防ぐ効果があります。**

また、神経ヒスタミンには**内臓脂肪を減少させる働きがあることもわかっています。**神経ヒスタミンが交感神経を介して内臓脂肪を刺激・分解するのです。

さらに、唾液に含まれるホルモンは、成長ホルモンに似た働きがあるといわれており、ダイエットの強力な味方になってくれます。なぜなら成長ホルモンには脂肪燃焼の促進、筋肉や骨の強化、代謝コントロール効果もあるから。年齢とともに成長ホルモンの分泌は減るので、咀嚼力を鍛えることはとても有効なのです。

よく噛むだけで食欲コントロールや脂肪燃焼の効果が得られるなら、こんなにうれしいことはありませんよね。

理想は、一口20〜30回ぐらいを目安に噛むこと。10回以下では唾液もあまり出ませんし、30回以上にこだわると、味わうことよりも噛むことに必死になってしまいます。

そこで、料理の際に少し素材を大きくカットする、硬めにゆでる、少し硬いものを加える、食感が異なるものを組み合わせる、などの小さな工夫をすると噛み応えがアップして、無理なく咀嚼回数を増やすことができます。

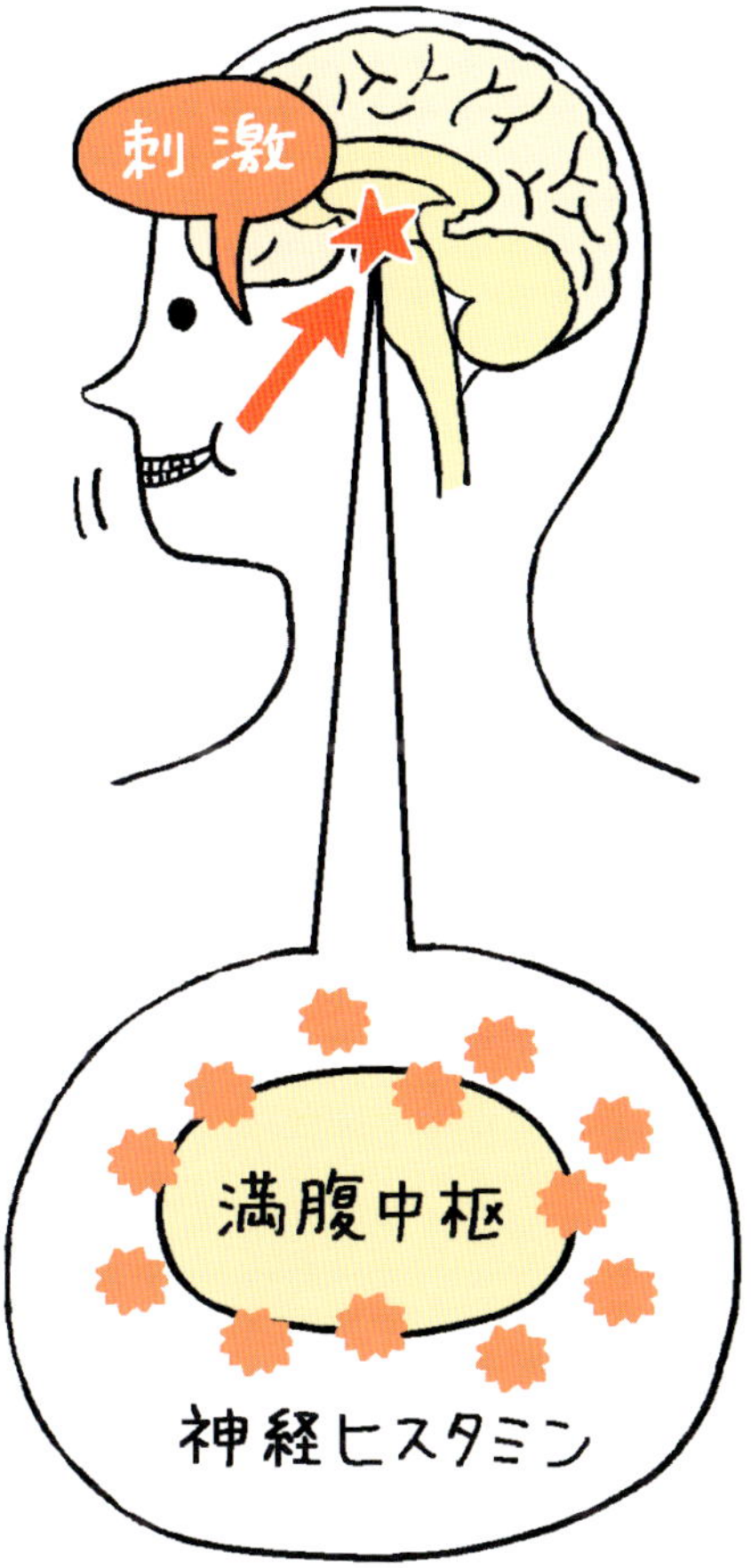

咀嚼の刺激は咀嚼中枢を通って視床下部に届く。ここで分泌された神経ヒスタミンが満腹中枢と交感神経を刺激する。だから満腹感が得られ、内臓脂肪が分解される。

不要なものをスッキリ捨てられる体になるから

クライアントに聞く際、特に重視していることの一つが体調です。具体的には、起きてすぐの体温、毎日の便の状態、疲労感や不調を聞いていきます。これらは、太りやすさ・やせやすさと大きく関わってくるからです。

まず大切なのが「体温」。**食べたものを燃やす代謝力があるかどうかは、体温でわかります**。冷たい鍋と温めた鍋にバターをのせた場合どちらが溶けやすいかを考えるとイメージしやすいでしょう。しかし自分の平熱を知らない方が多いので、起きてすぐ活動前に舌下で測定してみましょう。理想は36度5分くらい。最低でも36度はほしいのですが、最近は35度ぐらいの方がとても多く、特に食べないダイエットを繰り返していた方、細身の方は、体温が低い傾向があります。以前食事サポートを行った体重20kg台の拒食症の方は、熱を生み出す筋肉も熱を保つ脂肪も極端に少ないため、体温は34度台でした。ここまでいかなくても35度台になると、やせにくい、寝起きが悪い、疲れやすいという症状が現れます。どれも体が熱を生み出せていない証拠です。
便も、内臓力など健康状態を把握する大切なバロメーターです。「便秘体質だから」「便秘薬に頼りきり…」と嘆く必要はありません。**しっかり食べて内臓を元気に動かせば、排出力が高くなり不要なものを捨てられる体になります。**具体的には小ぶりのバナナ2本分ぐらいの便が定期的に出ます。出ないとしたら、食事量が少ない、胃腸の蠕動運動が不十分、偏った食生活による腸内環境の乱れ、などが考えられます。

体温チェック

起床後すぐに舌下で測定する

◎	理想	36.5℃
○	合格圏	36℃台
×	要改善	35.9℃以下

排出チェック

形	小ぶりのバナナ2本ぐらい
色	黄土色
回数	1日1～3回
その他	においがない

内臓力があるかどうか、上の表をもとにチェックしてみよう。体温は起きてすぐ活動前に測定し、36℃台であれば合格圏。便は黄土色でバナナ状のものが毎日出ていれば、排出力があるといえる。

column

食べる順番は気にしなくてもいい

食べる順番を変えるダイエットが人気を集めました。まず野菜をすべて食べてからメインディッシュを食べ、最後にごはんやパンを食べる方法です。注目された理由は、血糖値にあります。糖質を先に食べると血糖値が急上昇し、インスリンが一気に分泌されます。インスリンは、唯一血糖値を下げるホルモンで、余った糖を脂肪に変えて体内に貯蓄する働きがあります。そこで糖の吸収をゆるやかにするために、野菜を先に、糖質源は後から食べたほうがいい、という理論です。

でも栄養学的に見ると、その効果は微々たるもの。確かに糖質が多いメニュー単品の食事や、甘い飲みものばかり飲んでいれば血糖値は上がります。しかし通常の食事は、おかずといっしょに食べることが多いもの。定食式の食事スタイルでは、何から食べてもあまり変化はないといわれています。

主食・メインディッシュ・副菜を順番に少しずつ食べる三角食べで十分です。どうしても順番を気にする場合、温かい汁ものを最初に口にすることをおすすめしています。

2章

やせ力を
最大化する
食べやせプログラム

体型・食欲・健康・美容のうれしい効果を続々実感できる

「食事は減らさず、しっかり食べましょう」とお話ししても、みなさん最初は疑心暗鬼。「まずは騙《だま》されたと思って実践してみてください」とお伝えします。

1週間過ぎると表情が一変し「便秘が解消した」「むくみにくくなった」「目覚めがよくなった」「やせたといわれた」「肌荒れが解消してファンデーションいらずに」「疲れにくくなった」「暴飲暴食が減った」、さらには「血液データが改善した」という報告まで。**体型では真っ先にウエストサイズに変化が現れ、ボトムスをはいたときに驚く方もたくさんいます。**

2~3週目からは「甘いものをほしいと思わなくなった」「お菓子の袋をあけても、途中で止《や》められる」という声も増えます。甘いもの好きの方が自分の意思でセーブするのは難しいものですし、糖質制限をすれば脳が甘いものを求めて食欲が暴走することも。しかしこの方法なら血糖値を上げすぎない食べ方で糖質を摂るので、むやみに糖分をほしがらなくなるのです。

そしてしっかり噛めば内臓もフル稼働し、カロリーをたっぷり消費します。よく感想をいただく「平熱が上がった」「汗をかくようになった」は、代謝力が上がった証拠です。クライアントの多くは運動嫌いで食事制限を繰り返し、リバウンド体質になっていた方。それでもこの食べ方に変えると、エネルギーを自然に消費できる体になれるのです。しかも内臓の筋肉がよく働くので姿勢がきれいになるというおまけつき。

1か月続ければ、食事のリズムも内容も習慣化されて意識が変わり、3か月続ければ、食べて燃やす代謝サイクルも定着します。

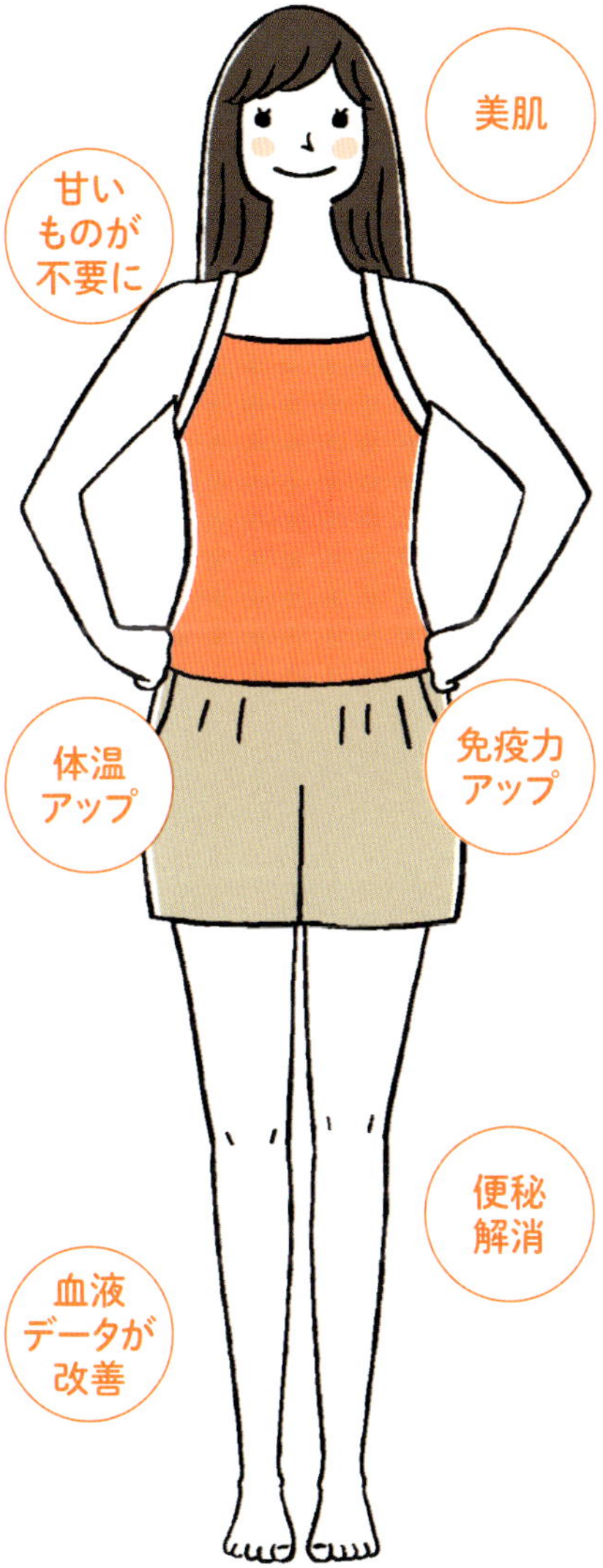

美肌
甘いものが不要に
体温アップ
免疫力アップ
便秘解消
血液データが改善

内臓力を高めてやせる体を作る食べやせダイエットの流れ

本書のダイエットは2ステップで構成されています。1週目が「復活期」。栄養素のバランス・食事のリズム・食事量を整え、衰えた内臓力を復活させます。2週目からは「活性期」。復活期で回復した内臓力をさらに活性化させて、勝手にやせるサイクルを取り戻します。食べるのはそれぞれ「復活メニュー」と「活性化メニュー」です。

復活メニューは、エネルギーも栄養素もしっかり摂れる、ボリューム満点の「体内活性ごはん」と「体内活性みそ汁」。あなどるなかれ、ただのごはんやみそ汁ではありません。ごはんは栄養素が凝縮した早摘み玄米や雑穀を混ぜます。その満腹感は白米と段違い。みそ汁には、タンパク質源や野菜など、最低3～4種類の具材を入れます。1食の目安量は、通常のみそ汁椀《わん》（直径約10㎝）だと2杯、大きいみそ汁椀（直径約15㎝）だと1～1.5杯です。活性化メニューはこれにメインディッシュも加えます。内臓力を取り戻す工夫も随所に。**体内活性ごはんは、噛み応えのある早摘み玄米や**

雑穀で咀嚼力を、穀物の食物繊維で排出力を高めます。消化力が落ちたまま通常の玄米を食べても消化できず、逆に便秘や体調不良になることもあるので、無理なく消化できる配合を考えました。早摘み玄米より入手しやすい、通常の玄米で代用する方法もご紹介します。**体内活性みそ汁は、豊富に含まれる乳酸菌が消化力を、ビタミンB群が代謝力を、必須アミノ酸が吸収力を高めてくれます。**

このメニューさえしっかり食べれば、自由な食事も楽しめるのがうれしいところ。1週間21食のうち復活期は3食、活性期は6食を、好きなように食べてOKです。

1週目〜

- 体内活性ごはん＋体内活性みそ汁を基本に食べる
- 1週間のうち3食は自由に食べてOK
- 乳製品・フルーツはこの期間だけ我慢

↓

2週目〜

- 体内活性ごはん＋体内活性みそ汁＋メインディッシュを基本に食べる
- 1週間のうち6食は自由に食べてOK
- 乳製品・フルーツ・パン・スープもOK

↓

やせ力がみるみる高まる!

長い期間食生活が乱れていて、便通や体温、体調に1週間で変化が現れなければ、2週目も復活メニューを継続してOK。ただしどんなに長くとも、3週目からは活性化メニューに切り替えよう。

やせ力を最大化するしくみ①

たっぷりの発酵食品で弱った体をいたわる

栄養素をたくさん摂っても、消化、吸収、排泄《はいせつ》ができなければ、効果は落ちます。そこで、消化力・吸収力・排出力が落ちた体をいたわるのが発酵食品。腸内環境をよくするには、自分が持つ善玉菌を元気にすることが先決です。その善玉菌のエサとなるのが乳酸菌で、みそ・しょうゆ・みりん・酢などの発酵食品に多く含まれています。じつはかつお節も発酵食品なので、みそ汁は複数の発酵食品の力で消化・吸収・排出を促します。しかも加熱されているため、胃腸にとても優しいメニュー。本書のプログラムに、みそ汁を取り入れているのはそのためです。

みその原料である大豆には、ビタミン、ミネラル、イソフラボン、サポインなど、体にいい働きを持つ成分も含まれています。良質なアミノ酸も豊富なため、内臓力アップの味方です。

同様に食物繊維も、善玉菌のエサに。不溶性食物繊維が多い野菜、水溶性食物繊維が多いきのこや海藻をみそ汁に加えると、よりスムーズなお通じが期待できます。

「でもみそ汁は塩分が高くて、むくみや、高血圧が心配」という方もいるでしょう。

ですが、２０１３年の日本高血圧学会総会で、**みそ汁の摂取頻度と血圧には因果関係がないという発表がありました。**しかも体内活性みそ汁はたっぷりの具材からうまみが出るので、みその量は通常の半分程度。野菜には塩分コントロールに有効なカリウムが多く含まれるため、余分な塩分を排出することもできます。

［ 血圧へのみそ汁の影響 ］

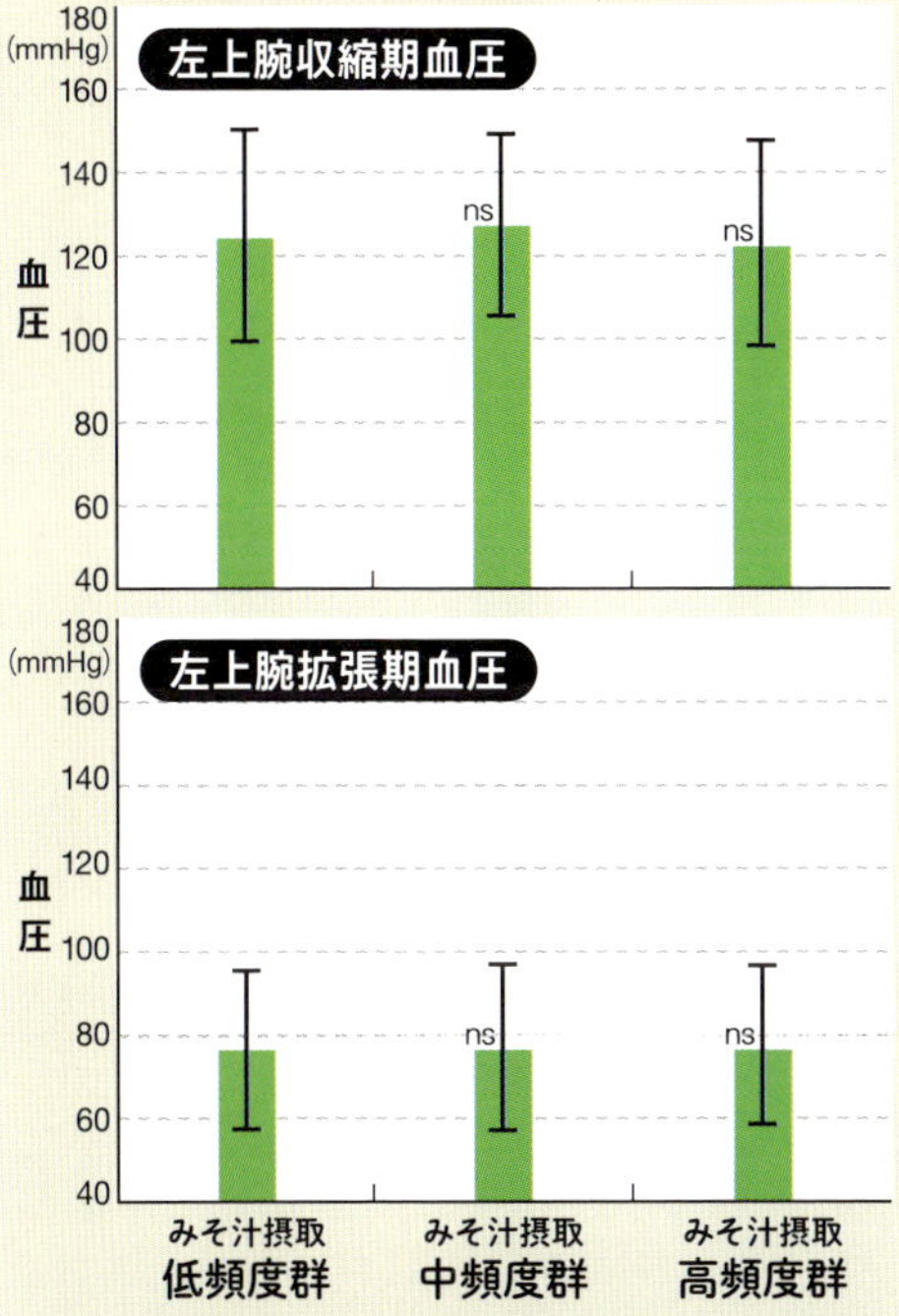

みそ汁摂取頻度：みそ汁摂取低頻度群（5日間当たり0～2回）／みそ汁摂取中頻度群（5日間当たり3～5回）／みそ汁摂取高頻度群（5日間当たり6～15回）
「習慣的味噌汁摂取が血管年齢に与える影響」（共立女子大学：上原誉志夫教授／平成25年10月26日発表）

2013年の日本高血圧学会で発表された上記の研究によると、みそ汁の摂取頻度による血圧の違いはなく、影響は見られない。また、1日3回までのみそ汁摂取では食塩の過剰摂取でみられる代謝への影響（脂肪肝など）も見られなかった。

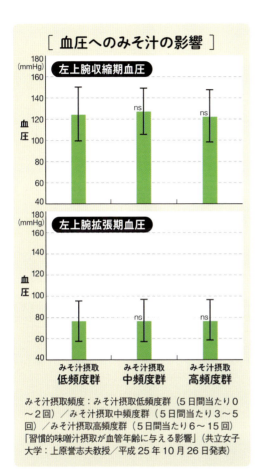

やせ力を最大化するしくみ②

足りない栄養素と過剰な栄養素のバランスを整える

太りやすい人は、不足している栄養素が多いという特徴があります。

圧倒的に足りないのが、肉や魚、卵、大豆製品などに含まれるタンパク質。そしてエネルギー代謝に関係するビタミンB群などのビタミン。マグネシウムや鉄、亜鉛、カルシウムなどのミネラルも不足しがちです。逆に摂りすぎなのが脂質。外食やコンビニ食が多いと、糖質も増えがちです。

体内活性ごはんと体内活性みそ汁の組み合わせには、この栄養素のバランスを整える効果が。まず乱れた食生活で不足しがちな必須アミノ酸を摂取できます。例えば、体内活性ごはんには必須アミノ酸のリジンが足りませんが、体内活性みそ汁に含んでいるため、これを補ってくれます。栄養素を補い合える体内活性ごはんと体内活性みそ汁は、最強コンビなのです。糖質は主食で摂れますし、タンパク質源と野菜、きのこをみそ汁にたっぷり入れるのでアミノ酸のバランスは一層整いやすくなります。またビタミンB群やマグネシウム、鉄分、カルシウムなどの微量栄養素も体内活性ごはんに含まれており、みそ汁の具材を変えれば1週間ですべて補うことが可能です。

ビタミンCが熱で壊れるのを心配する方もいるかもしれません。確かに熱で流出しますが、量をしっかり摂るほうが重要。溶けた栄養素も多少汁から摂れるので、そこまで気にしなくて大丈夫です。

みそ汁は、余っている食材でOK。余裕があれば、不足しがちな栄養素を含む食材を入れるだけでいいのです。

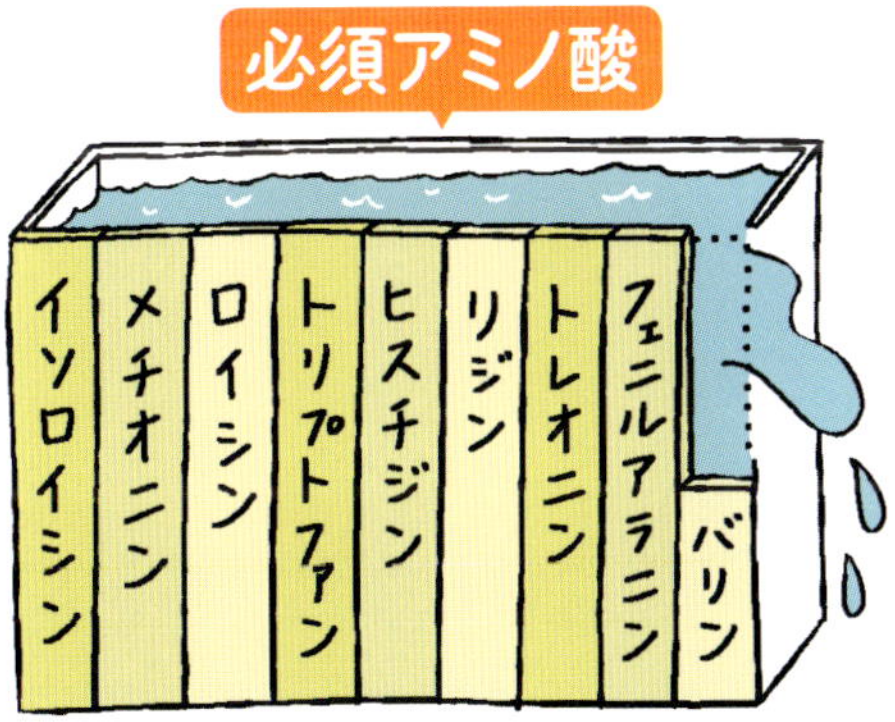
必須アミノ酸
イソロイシン
メチオニン
ロイシン
トリプトファン
ヒスチジン
リジン
トレオニン
フェニルアラニン
バリン

特に必須アミノ酸はどれか一つでも欠けるとあまり効果を発揮しないという特徴がある。ほかの栄養素もお互いに力を発揮しあって効果が出てくるものも多く「栄養素はチーム戦」といっても過言ではない。

やせ力を最大化するしくみ③

2ステップで体を順応させてやせ体質にシフトする

このダイエットでうれしいのは体質改善ができるところ。多少の暴飲暴食でも太らない体が手に入ります。なぜなら食べながら内臓力を回復させ、体が勝手にやせる力を高めるからです。すでにお伝えした通り、食事制限で急激に体重を減らすと体は体重を維持しようとします。ですから、**体を徐々に順応させるこの方法は、確実に結果につながります。**2ステップにわけるのもそのため。きちんと栄養素が満たされると、体は脂肪をためこもうとせず、安心して燃焼するようになります。

よく「いまの体は食べたものでできている」といいますが、食事の効果が体に現れるのは、最低でも3か月かかるといわれています。この数字は「タンパク質の半減期」というターンオーバー（新陳代謝）の速度から平均的に割り出したもの。3か月続ければ、あなたの体はやせ体質にギアチェンジされ、やせ習慣も身につきます。年齢や、ダイエットとリバウンドを繰り返した期間や回数に比例して、かかる時間は長くなりますが、続けていけば必ず結果が出ます。

3か月続くか心配になった方も大丈夫。**多くの方が、1か月ほど続けられれば、その後も難なく続けて、見事ダイエットに成功しました。リバウンドもありません。**

続けやすいように、細かいルールも面倒な計算もない内容にしているのでご安心を。料理をたくさん作ったり、細かなカロリー計算をしたりするのは至難の業。私自身、世に出回っているダイエットでたくさんの失敗をしてきているので、みなさんの気持ちがわかります。真面目に取り組んで1か月、ゆるく取り組むなら3か月、無理せず気長に試してみてください。

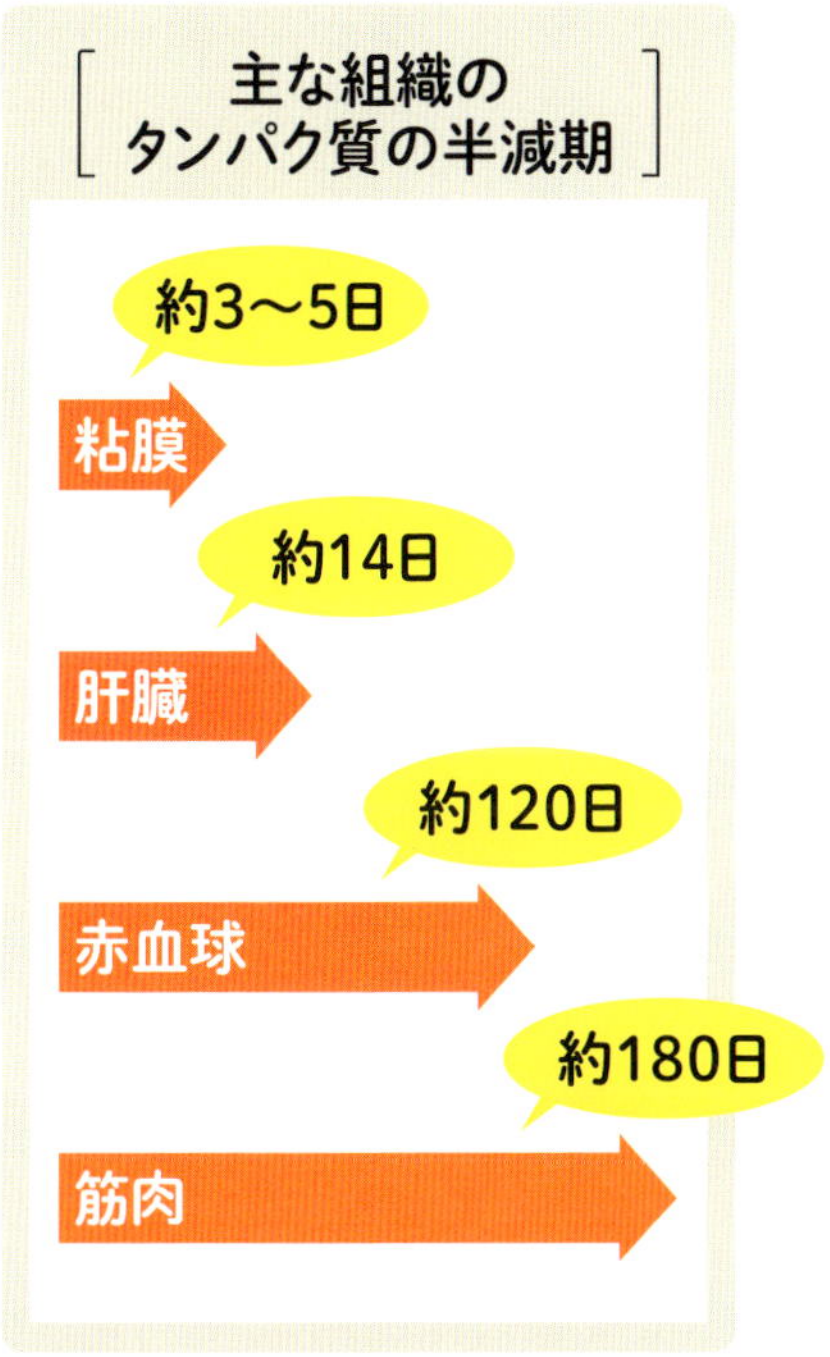
主な組織のタンパク質の半減期
約3〜5日
粘膜
約14日
肝臓
約120日
赤血球
約180日
筋肉

体内のタンパク質はターンオーバー（新陳代謝）でつねに入れ替わっている。その半分が入れ替わる時間が半減期。期間は組織や臓器、タンパク質の種類によって異なり、体全体の半減期を平均的に割り出したのが3か月という数字。口腔《こうこう》内や胃、腸の表面など、消化管の内側にある粘膜は最も新陳代謝が早いとされ、3〜5日で入れ替わる。本書では粘膜のサイクルを考慮して復活期を1週間と設定。胃腸に優しい食事で体を復活させていく。

料理を頑張らなくていいから誰でも続けられる！

よく聞くのが「食事が大事なのはわかっているけれど、料理が面倒でカロリー制限ダイエットは続かない」という話です。確かに毎日、忙しいもの。仕事に家事、育児、勉強をこなしていると、レシピ通りに買いものをして、計量しながら作るのは無理と思うのもしかたありません。

でも、毎食頑張って料理しないといけない、なんてことはありません。このダイエットでは同じみそ汁を繰り返し食べても、カット野菜や冷凍野菜を使ってもＯＫ。包丁を使うのが手間ならハサミを使っても、手でちぎってもよし。**キッチンに立つ元気がなければ、コンビニやスーパーでメインディッシュのお惣菜《そうざい》を買っても、何の問題もありません。**私は、前の夕食の残りに卵を落として味を変えるだけの日も頻繁にありますし、メインディッシュやみそ汁をたくさん作り何日かかけて食べることも。毎日、違うものを料理して食べよう、バリエーションをつけようと思わなくていいのです。

しかも、ごはんもみそ汁も作るのがとても手軽。みそ汁は具材を切ったら煮るだけですし、ごはんも5～6合を1回でまとめて炊けば毎回炊く必要はありません。シンプルで無理のないメニューこそ成功するダイエットメニューです。オシャレな料理や見映えのよい食事は、外食で楽しめばよいのです。

復活メニュー・活性化メニューの基本ルールさえ守れば、ほかに煩雑なルールはゼロ。毎日の生活で無理のないように続けるのが、ダイエット成功の近道です。

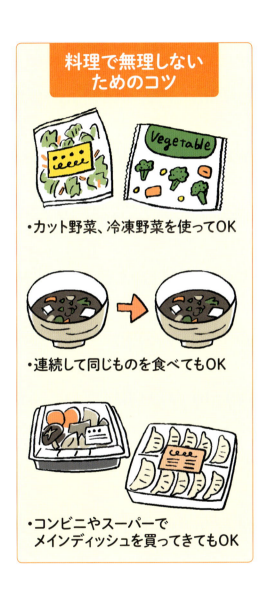

料理で無理しないためのコツ

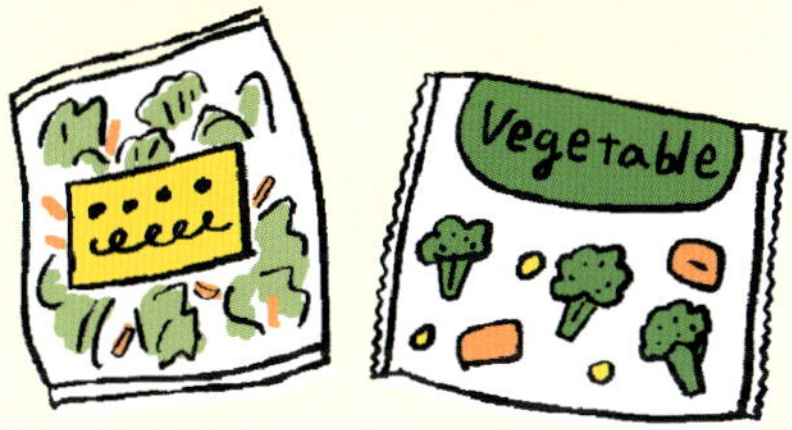

・カット野菜、冷凍野菜を使ってOK

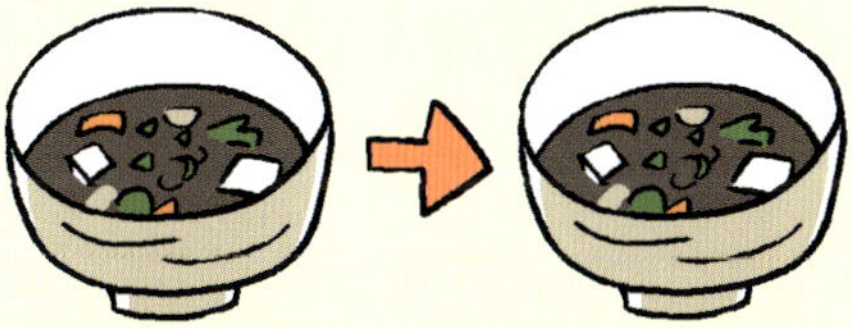

・連続して同じものを食べてもOK

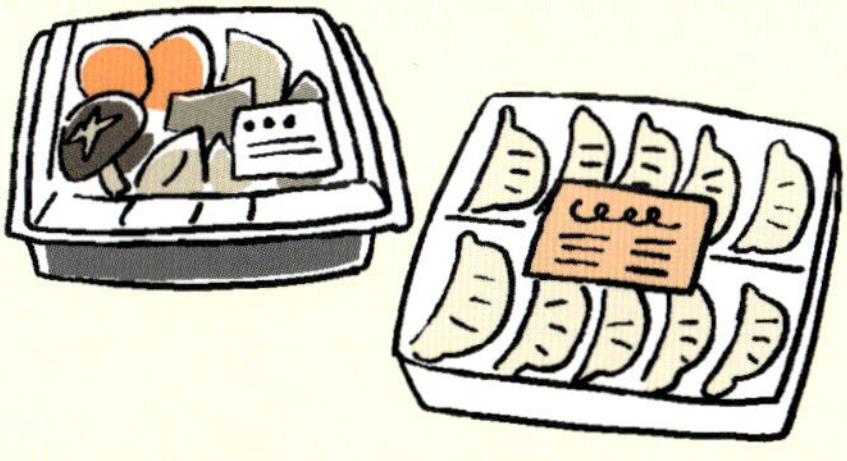

・コンビニやスーパーでメインディッシュを買ってきてもOK

最初の1週間で体のやせ力を取り戻す食べ方とは？

具体的に「復活期」の取り組み方をご紹介しましょう。栄養素を摂りながらほどよく内臓を休め、咀嚼力・消化力・吸収力・代謝力・排出力を取り戻します。味覚、食のリズム、食事量を一度フラットに戻す時期でもあります。

食べるのは「体内活性ごはん」と「体内活性みそ汁」の復活メニュー。体内活性ごはんは、こぶし1つ分（100〜200g）が1食の目安です。性別や年齢、満腹具合によって、範囲内で量を調整してください。ただし100g以下に減らすのは避けること。定期的に運動する方や筋肉量が多い方は150〜200g、それ以外は120〜150gが大体の目安です。また体内活性みそ汁は、直径10cmほどの汁椀なら1食2杯が目安。具と汁が1対1になるようにたくさん盛りつけます。

基本ルールは次の3つ。

①復活メニューを1日3食食べる

②１週間のうち３食は好きに食べて大丈夫。このときは、お酒も揚げものも制限はなし

③１食15分以上かけてよく噛んで食べる

リセット効果を高めるために、１週目だけの注意事項があります。

●飲みもの　水、お茶がよい。コーヒーやカフェオレは１日２〜３杯まで。清涼飲料水や野菜ジュース、栄養ドリンクは効果が薄まる可能性があるので、控えてください。

●フルーツ　果糖の摂取を控えるため、１週目だけ避けてください。

●乳製品　脂質が多いので、飲みものや食事でたくさん摂るのは、１週目だけ避けましょう。コーヒーやみそ汁に入れるのはＯＫです。

●プロテイン、サプリメント　添加物の摂取を避け内臓力を高めるため、この期間は控えてください。

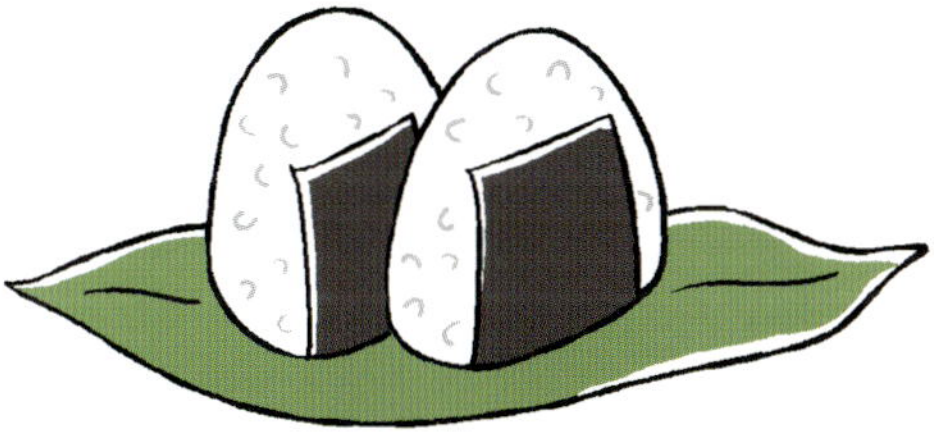

鮭や梅、明太子を入れておにぎりやお茶漬けにしても。おにぎりにする場合、炊くときにオリーブオイル１〜２滴、塩ひとつまみを入れるとおいしく食べられる。

みそ汁は直径15㎝ほどの汁椀なら１〜1.5杯食べよう。タンパク質源を手のひら１枚弱（80〜100g）、野菜やきのこを、加熱前の重量で150〜200g程度入れるのが１人分の目安。

1週目

基本 体内活性ごはんレシピ

加える

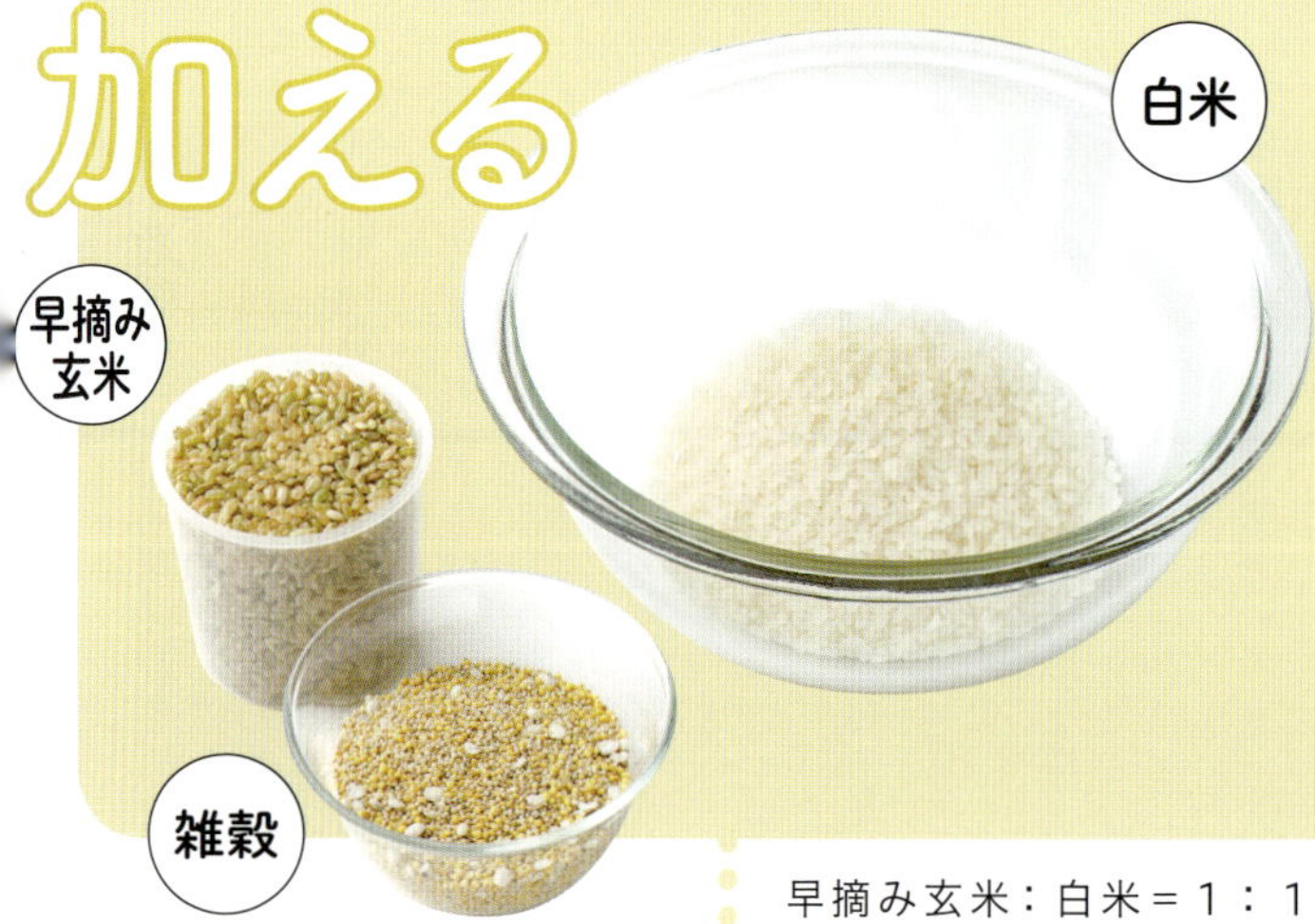

早摘み玄米：白米＝１：１に、１合につき大さじ３の小粒系雑穀を加える。

玄米を使うときは

玄米：白米＝１：２に、１合につき大さじ３の小粒系雑穀（ヒエ、アワ、キビ）を加える。

研ぐ

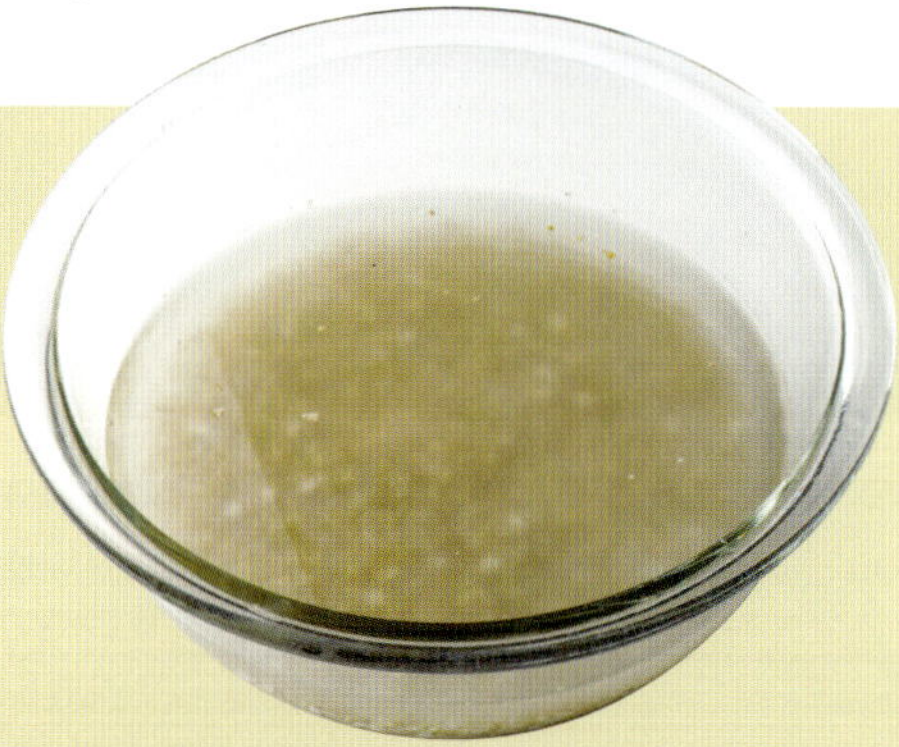

水を入れ、すぐに水を捨てる。このとき浮いているもみ殻は捨ててしまってもよい。優しく揉《も》みながら米を研ぐ。白米と同じ水加減で水を入れたら１時間浸水。

玄米を使うときは

上記と同様にして研ぐ。玄米用の目盛りまで水を入れ一晩浸水し、玄米モードで炊く。

白米モードで炊くだけ！

2週目～

加える

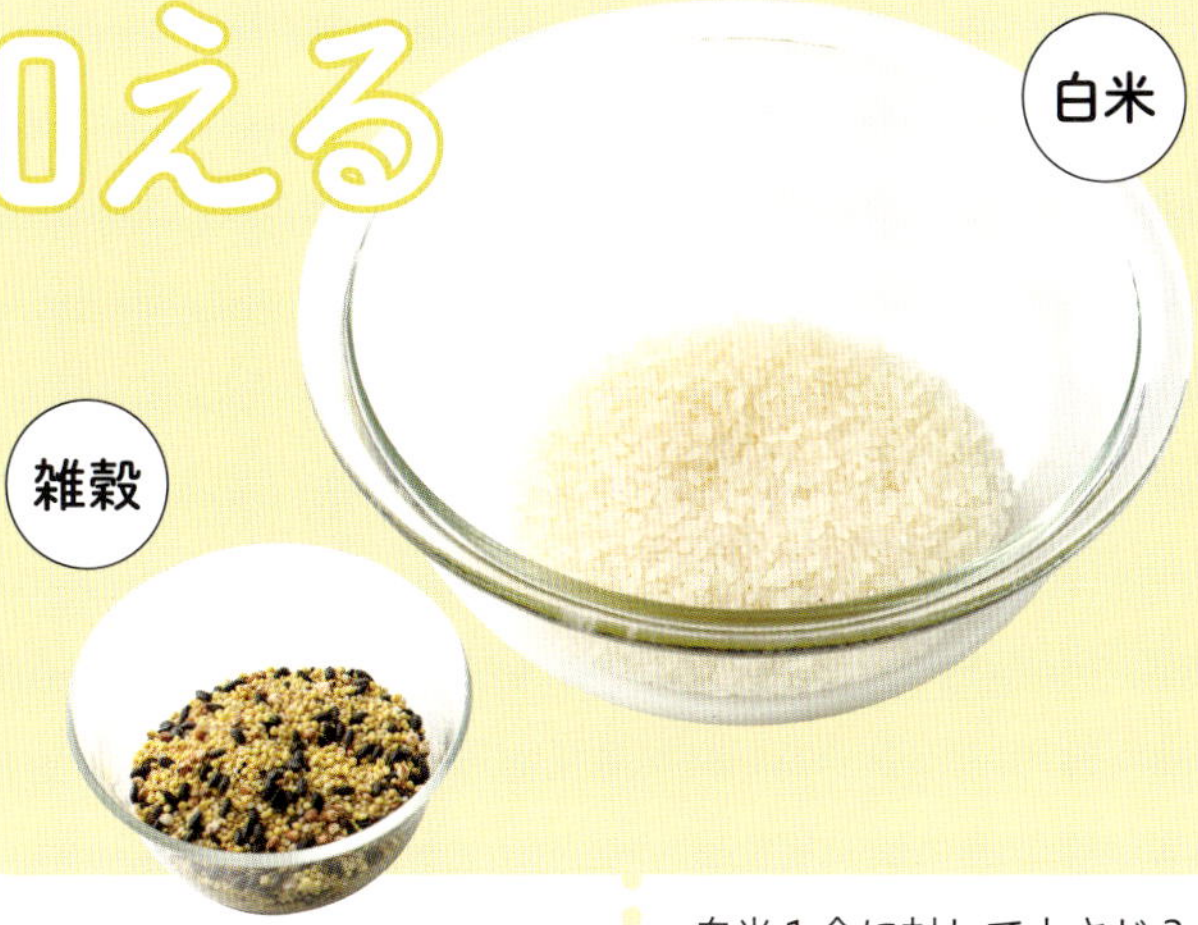

白米１合に対して大さじ３～５の雑穀（ヒエ、アワ、キビ、黒米など好みのもの）を加える。

研ぐ

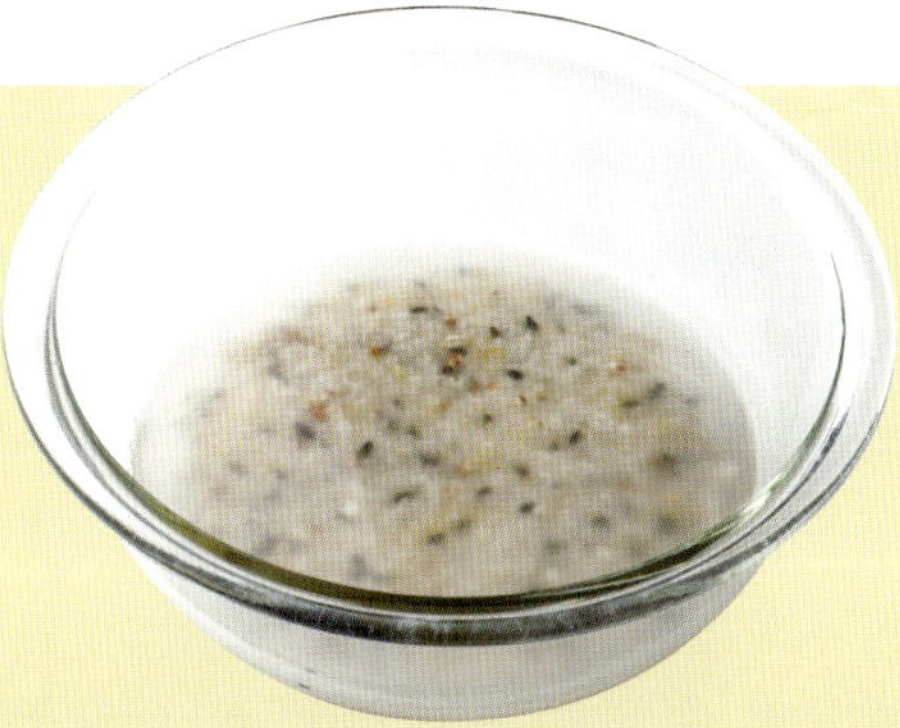

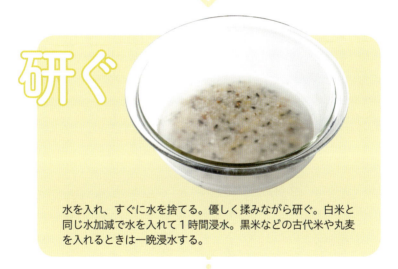

水を入れ、すぐに水を捨てる。優しく揉みながら研ぐ。白米と同じ水加減で水を入れて１時間浸水。黒米などの古代米や丸麦を入れるときは一晩浸水する。

白米モードで炊くだけ!

基本 体内活性みそ汁の中身

具材について

みそ汁には大きく切った具材を最低3~4種類入れます。肉、魚介類、卵、大豆製品などのタンパク質源から1品、野菜から1品以上、きのこ・海藻から1~2品入れましょう。香辛料や隠し味を使っていいので、自由に組み合わせてください。左の表は具材の例です。

きのこ・海藻	その他・香辛料
しいたけ	しそ
のり	みょうが
ひじき	塩こうじ
しめじ	しょうが
めかぶ	にんにく
えのきだけ	ゆずこしょう ※チューブでも可
なめこ	七味とうがらし
まいたけ	豆乳
あおさ	三つ葉
エリンギ	牛乳
わかめ	カレー粉
とろろ昆布	ごま・練りごま

みそについて

みその原材料欄を見て添加物なしのものを使います。いいみそは「大豆・米こうじ・食塩」といった3つほどしか使っていません。添加物が入っていると解毒のために肝臓に負担がかかります。毎日使うものなので、みそだけでも、ちょっといいものを選びましょう。1食あたりの使用量は多くないので比較的割安です。赤みそ、白みそ、合わせみそ、どれを使ってもいいので、なじみのみそを選んでください。

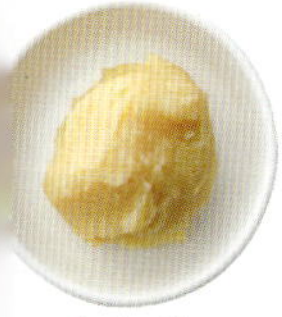
白みそ

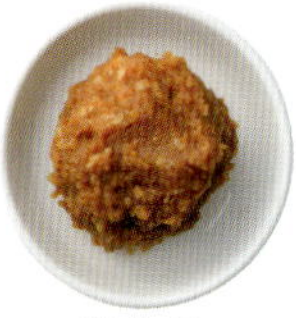
赤みそ

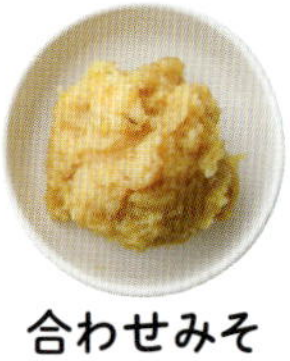
合わせみそ

	タンパク質源	野菜
栄養価	豚肉 あさり 魚 しじみ	にら にんじん 小松菜 モロヘイヤ
安さ	卵 鶏肉 豆腐	もやし トウミョウ かいわれ大根 キャベツ
ズボラ	高野豆腐 練りもの 缶詰 温泉卵	トマト 冷凍ブロッコリー 冷凍ほうれん草 冷凍オクラ
家族ウケ	シーフードミックス 油揚げ ソーセージ ベーコン	玉ねぎ とうもろこし 大根 長ねぎ

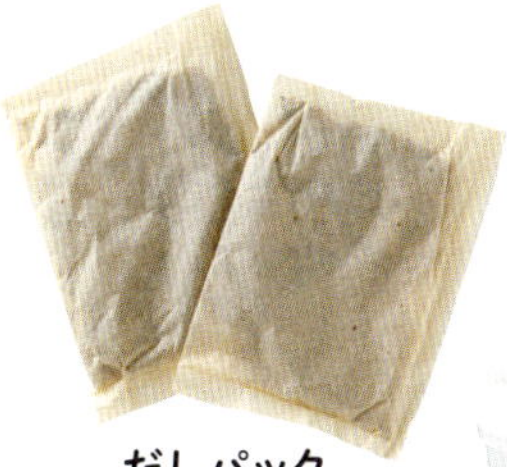
だしパック

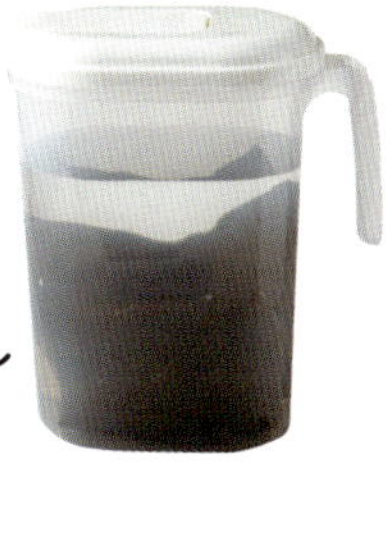
水出し
昆布だし

だしについて

だしも、みそと同様に原材料欄を見て選びましょう。自分でだしを取るのは大変なので、だしパックで十分ですが、人工のエキスや調味料など添加物が使われていることも多いので、欠かさずチェックしてください。麦茶ポットに水1.5ℓと昆布20gを入れて一晩置いた「水出し昆布だし」も手軽でおすすめ。冷蔵庫で1週間ほど保存もできます。

実物大

体が元気になる栄養バランス

定番みそ汁

豆腐とほうれん草のみそ汁

いつ食べてもホッとする定番の味

材料（2人分）

絹ごし豆腐 …… 1丁（300g）　2㎝角
ほうれん草 …… 1/2袋（100g）　3㎝幅
なめこ …… 1袋（100g）
長ねぎ …… 1本（100g）　1㎝幅斜め切り
乾燥カットわかめ …… 4g

だし汁 …… 4カップ
みそ …… 大さじ2

作り方

1 みそを2倍量のだし汁で溶いておく。
2 鍋に残りのだし汁を入れて火にかけ、温まったら具を入れて中火で火が通るまで煮る。
3 火を止め、1を加えて混ぜる。再び火をつけて沸騰直前に火を止め、器に盛る。

〈1人分〉
164 kcal
タンパク質 13.9g
食物繊維 6.4g

Point

野菜・タンパク質・きのこ・海藻がすべて入っているので、定番ながら栄養素をバランスよく摂れます。

Day 1

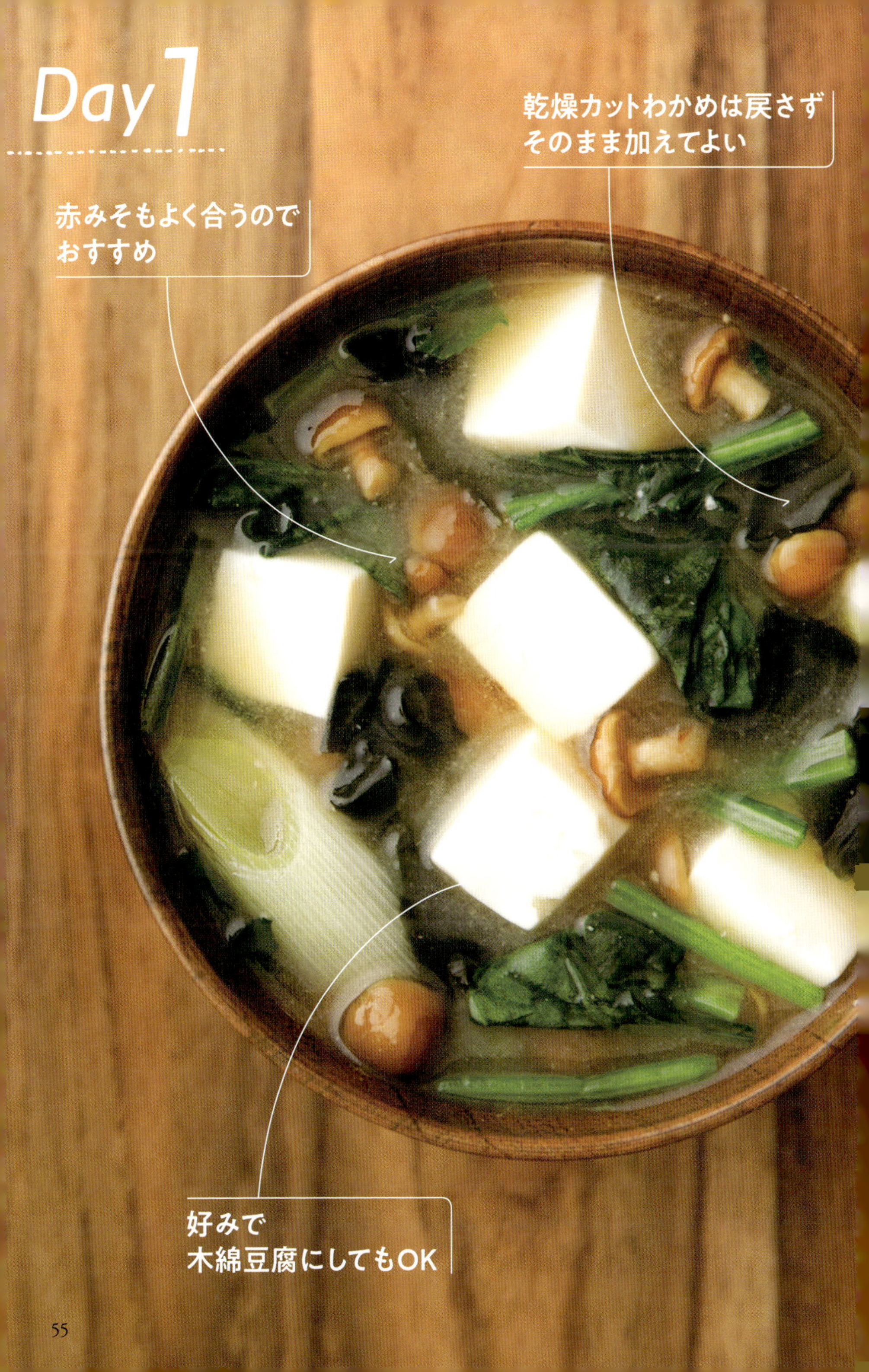
乾燥カットわかめは戻さず
そのまま加えてよい
赤みそもよく合うので
おすすめ
好みで
木綿豆腐にしてもOK

うまみたっぷり豚汁

食べ応えたっぷりでお腹も満足

材料（2人分）

豚こま切れ肉 …… 150g　一口大
大根 …… 3㎝（75g）　いちょう切り
にんじん …… 1/3本（70g）　いちょう切り
ごぼう …… 1/3本（70g）　斜め切り
こんにゃく …… 1/3枚（80g）
　一口大にちぎりさっと下ゆで
しめじ …… 1/2袋（50g）
　石づきを取り小房にわける
あさつき …… 5本（15g）　小口切り
ごま油 …… 大さじ1

だし汁 …… 4カップ
みそ …… 大さじ2

七味とうがらし（好みで）…… 適量

〈1人分〉
446kcal
タンパク質 16.4g
食物繊維 6.6g

作り方

1 鍋にごま油を入れて熱し、肉を中火で炒める。
2 肉に火が通ったら、大根、にんじん、ごぼう、こんにゃく、しめじの順に加えて炒める。
3 2の大根が透き通ってきたら、だし汁を加え、煮立ったら火を弱めてアクをすくいとる。
4 大根がやわらかくなったら、火を止めてみそを溶き入れる。器に盛り、あさつきをちらし、好みで七味とうがらしを振る。

Point
こんにゃくやきのこ、根菜など、不溶性と水溶性両方の食物繊維を豊富に摂れます。

Day 2

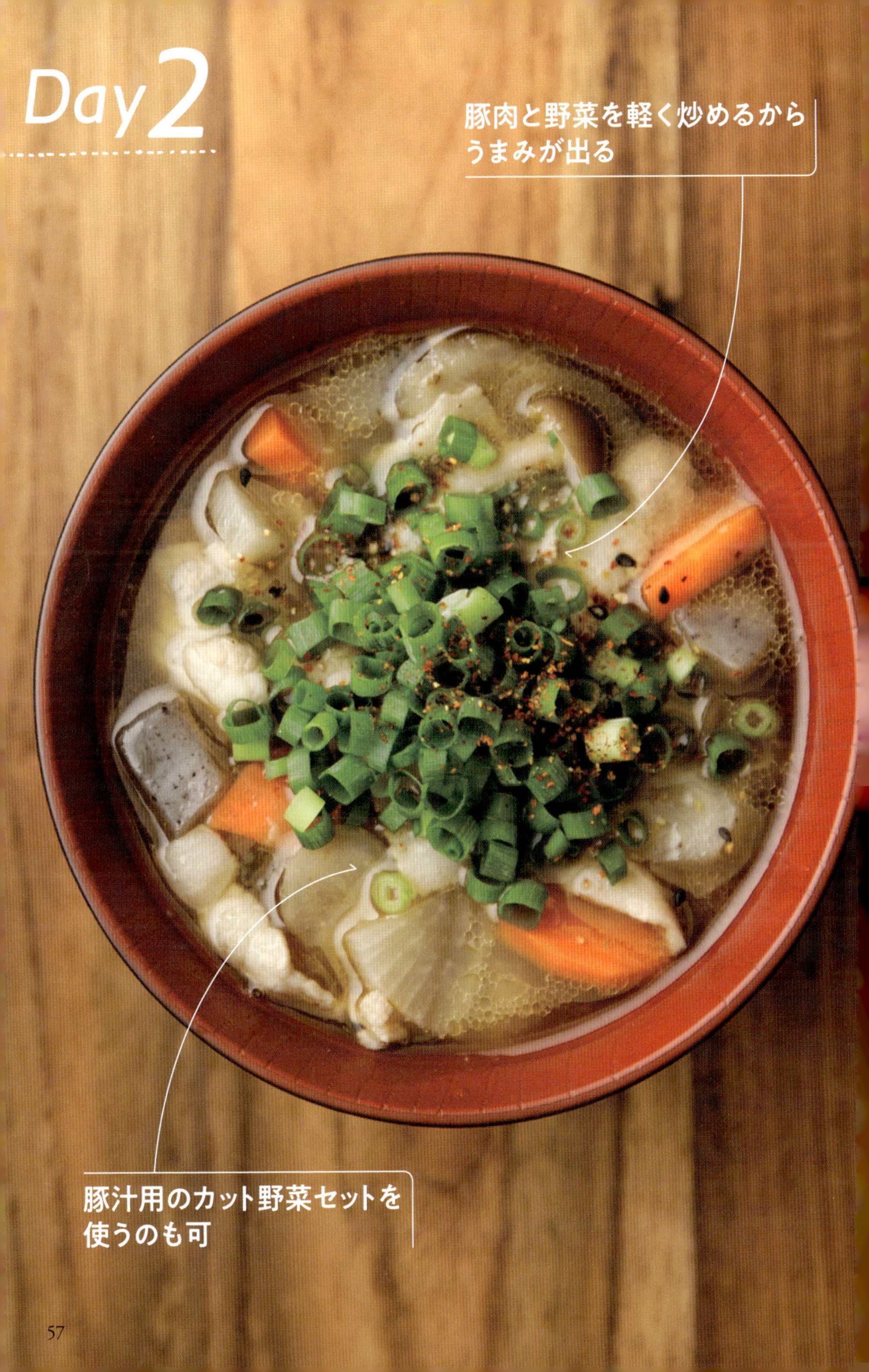
豚肉と野菜を軽く炒めるから
うまみが出る
豚汁用のカット野菜セットを
使うのも可

実物大 高タンパク低脂質の最強アシスト

スパイシー豆乳みそ汁

シーフードとカレー粉の香りがマッチ

材料（2人分）

冷凍シーフードミックス…200g
玉ねぎ…1/2個（100g）　薄切り
にんじん…1/2本（10㎝、100g）　いちょう切り
ブロッコリー…100g　小房に分ける
エリンギ…1袋（100g）　薄切り

だし汁…3カップ
A 無調整豆乳…1カップ
A みそ…大さじ2
A カレー粉…小さじ1/2

作り方

1 Aを混ぜておく。
2 鍋にだし汁を入れて火にかけ、温まったら玉ねぎ、にんじんを加えて中火で煮る。
3 にんじんに火が通ったら、残りの具を加えて煮る。
4 全体に火が通ったら火を弱めて1を加え、全体に味をなじませる。

〈1人分〉
207kcal
タンパク質 22.0g
食物繊維 7.2g

Point

シーフードミックスは1人分の脂質が0.9gのみ。えびに含まれるグリシンやアルギニンがいいうまみを出してくれます。

Day3

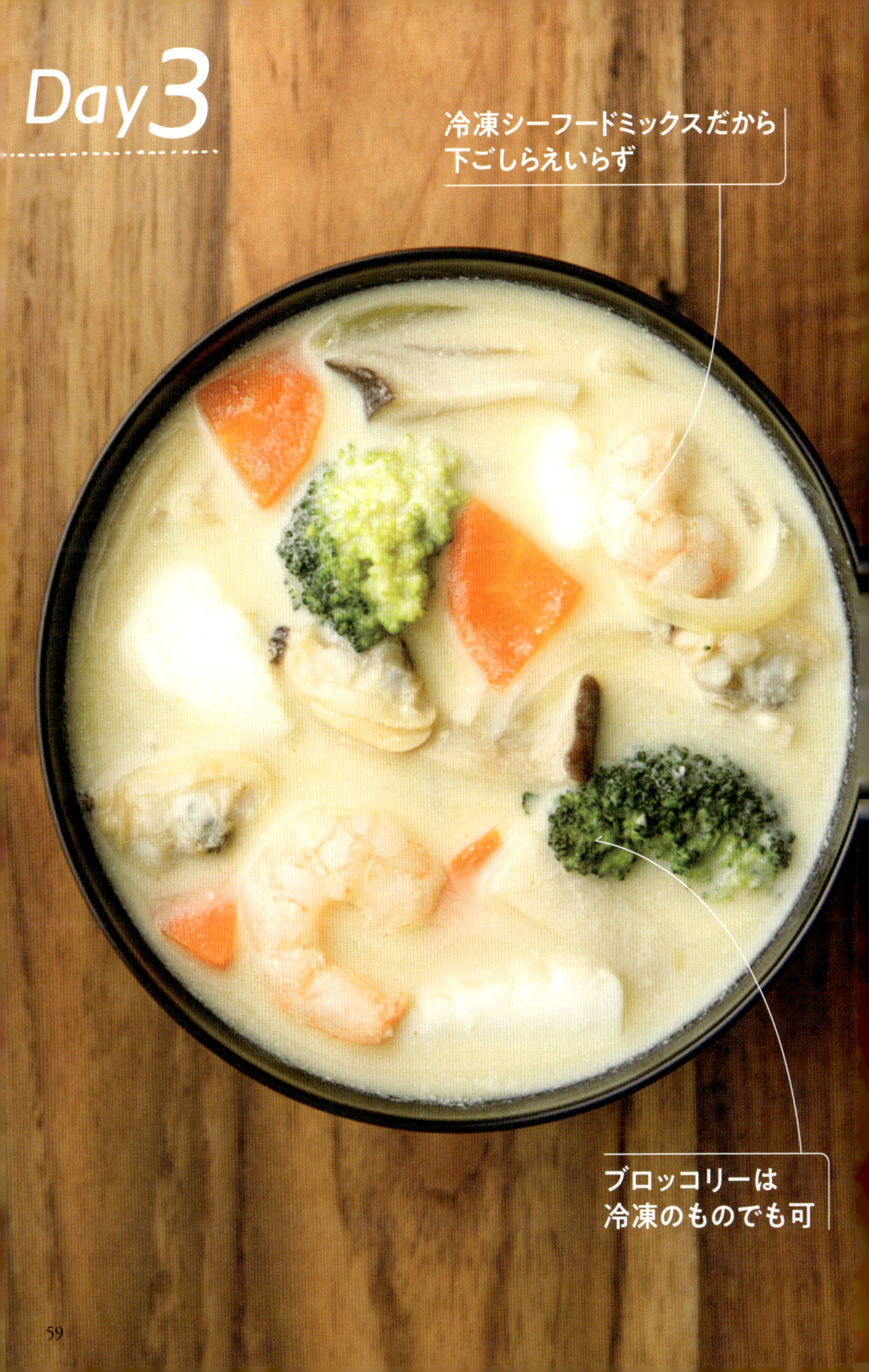
冷凍シーフードミックスだから
下ごしらえいらず
ブロッコリーは
冷凍のものでも可

実物大

ダブルの力で脂肪燃焼

中華風みそ汁

さわやかサンラーみそスープ

暑い季節でも箸がすすむさっぱり風味

材料（2人分）

豚バラ薄切り肉 …… 100g　一口大
にんじん …… 1/2本（10㎝、100g）　せん切り

A
- トマト …… 1個（200g）　ざく切り
- オクラ …… 4本（60g）　小口切り
- しいたけ …… 2個（50g）　薄切り
- もずく酢 …… 2パック（140g）

だし汁 …… 3カップ
みそ …… 大さじ2
卵 …… 2個（100g）　溶いておく

かいわれ大根 …… 10g

B
- 黒酢（好みで）…… 適量
- ラー油（好みで）…… 適量
- 黒こしょう（好みで）…… 適量

作り方

1. みそを2倍量のだし汁で溶いておく。
2. 鍋に残りのだし汁を入れて火にかけ、温まったら肉とにんじんを加えて中火で煮る。
3. 肉の赤みがなくなったら、Aを加える。
4. 全体に火が通ったら火を止め、1を加えて混ぜる。再び火をつけて、軽く沸騰したら溶き卵をふんわりと回し入れて火を止める。
5. 器に盛りつけてかいわれ大根をのせ、好みでBを加える。

〈1人分〉
369kcal
タンパク質 19.1g
食物繊維 6.2g

Point
豚肉のビタミン B_1 と酢に含まれる酢酸とクエン酸がエネルギー代謝と脂肪燃焼を促進します！

Day 4

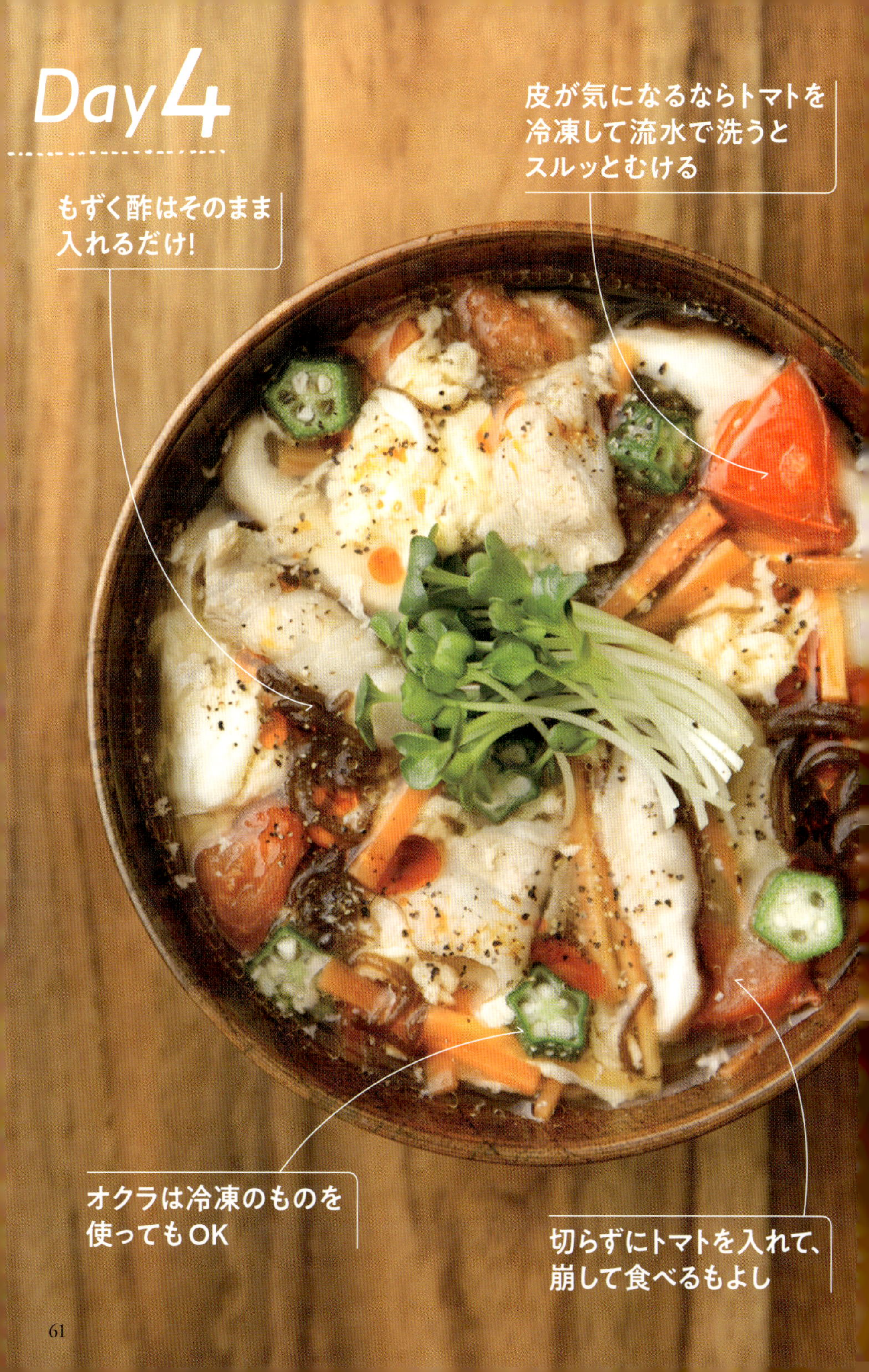

皮が気になるならトマトを
冷凍して流水で洗うと
スルッとむける
もずく酢はそのまま
入れるだけ!
オクラは冷凍のものを
使ってもOK
切らずにトマトを入れて、
崩して食べるもよし

実物大

発酵食品で体リセット

韓国風みそ汁

白身魚のキムチみそ汁

不足しがちな魚をしっかり摂れる

材料（2人分）

A
- タラの切り身 …… 2切れ（160g）　一口大
- もやし …… 1／2袋（100g）
- キムチ …… 60g
- まいたけ …… 1袋（100g）　小房に分ける

にら …… 1／2袋（50g）　3㎝幅
あおさ（乾燥）…… 6g

だし汁 …… 4カップ
みそ …… 大さじ1と1／2

作り方

1 みそを2倍量のだし汁で溶いておく。
2 鍋に残りのだし汁を入れて火にかけ、温まったらAを入れて中火で煮る。
3 タラに火が通ったら、にらとあおさを加える。
4 全体に火が通ったら火を止め、1を加えて混ぜる。再び火をつけて沸騰直前に火を止め、器に盛る。

〈1人分〉
133kcal
タンパク質 20.7g
食物繊維 5.4g

Point

キムチ×みそ×だしのトリプル発酵食品が乳酸菌パワーを発揮。体をいたわる力が高まります。

Day 5

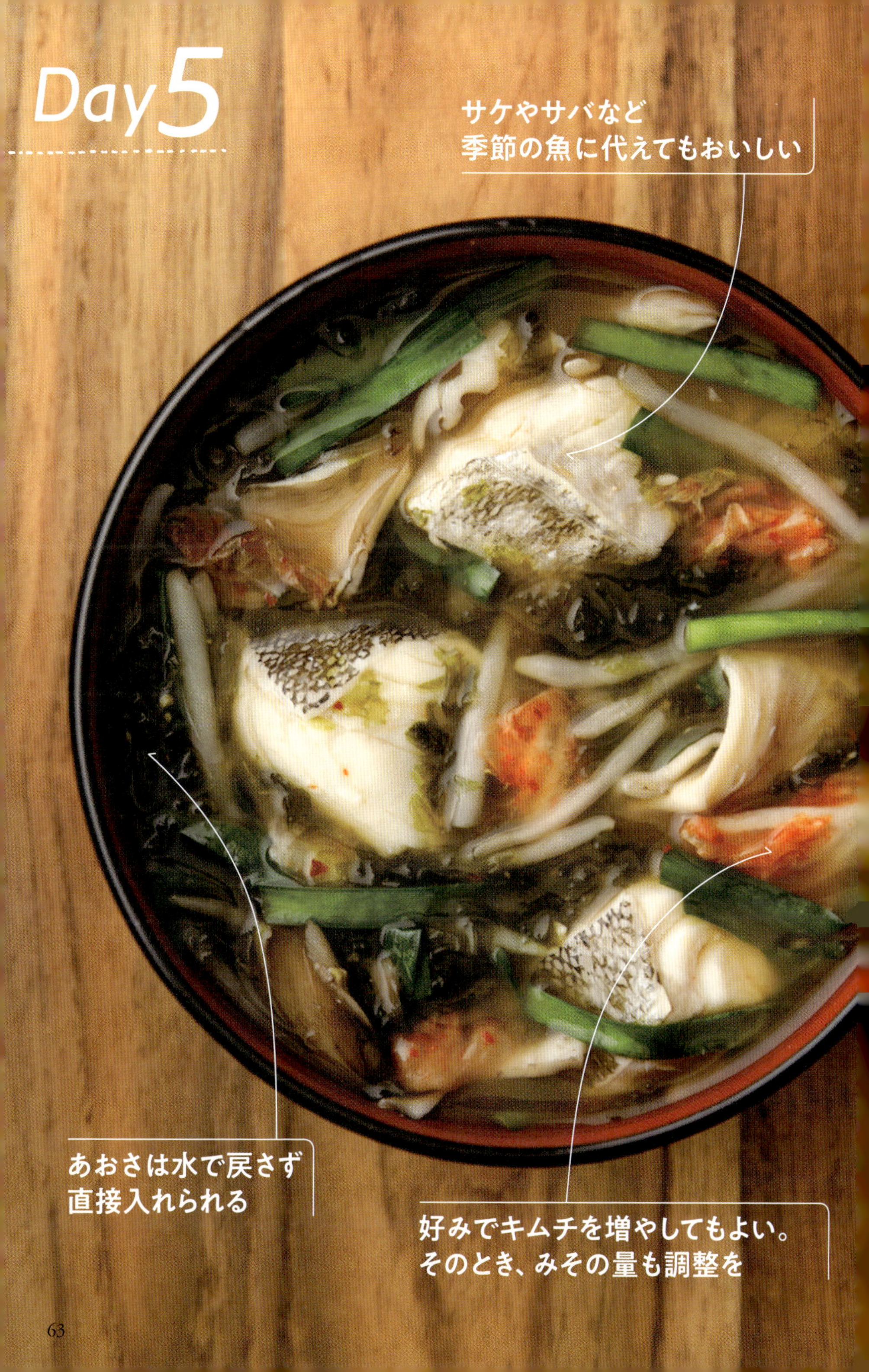
サケやサバなど
季節の魚に代えてもおいしい
あおさは水で戻さず
直接入れられる
好みでキムチを増やしてもよい。
そのとき、みその量も調整を

実物大

消化がいいのに満腹になる

腹持ちみそ汁

鶏の肉団子みそ汁

ごろごろ肉団子で食べ応え抜群

材料(2人分)

鶏ひき肉 …… 200g　団子状に丸める

A［キャベツ …… 2枚(200g)　一口大
チンゲン菜 …… 1株(100g)　3㎝幅
えのきだけ …… 1袋(100g)］
　石づきを切り落として長さを半分に

だし汁 …… 4カップ
みそ …… 大さじ2

しょうが(好みで) …… 10g　すりおろす

作り方

1 みそを2倍量のだし汁で溶いておく。
2 鍋に残りのだし汁を入れて火にかけ、温まったら鶏ひき肉を加えて中火で火が通るまで煮る。
3 鶏ひき肉に火が通ったら、Aを加える。
4 キャベツがやわらかくなったら火を止め、1を加えて混ぜる。再び火をつけて沸騰直前に火を止め、器に盛る。好みでおろししょうがをのせる。

〈1人分〉
271kcal
タンパク質 23.9g
食物繊維 5.6g

Point

鶏肉は、牛肉や豚肉に比べて消化がよいという特徴があります。

Day 6

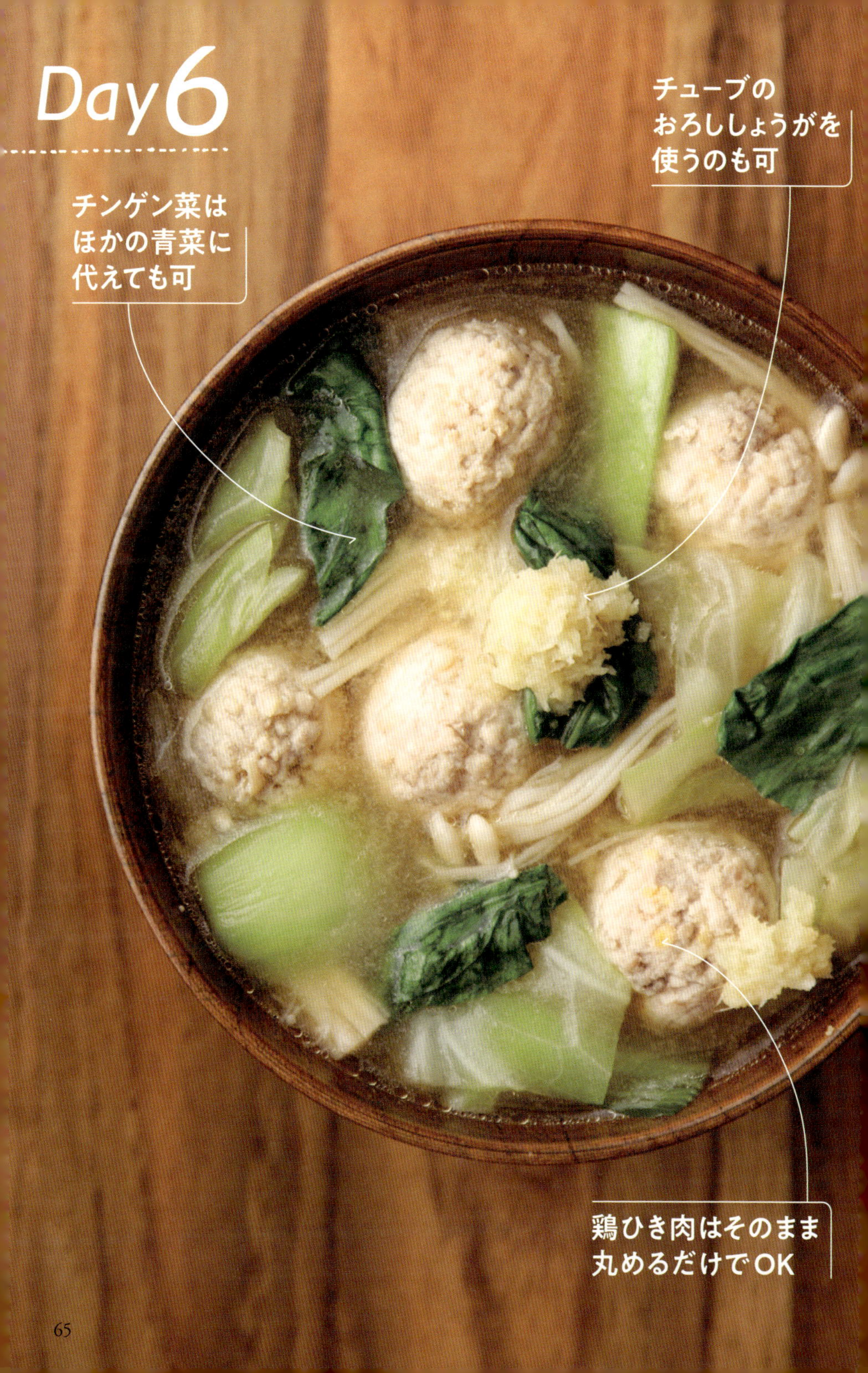
チューブの
おろししょうがを
使うのも可
チンゲン菜は
ほかの青菜に
代えても可
鶏ひき肉はそのまま
丸めるだけでOK

実物大

ミネラル豊富で代謝が上がる

常備食 みそ汁

乾物のヘルシーみそ汁

栄養価が凝縮された乾物を有効活用

材料（2人分）

高野豆腐（カット）…15g　水で戻しておく
油揚げ…2枚（40g）　油抜きをして短冊切り
トウミョウ…1/2袋（150g）　3㎝幅
なす…1本（100g）　半月切り
乾燥ひじき…小さじ1　戻しておく

だし汁…4カップ
みそ…大さじ2

作り方

1 みそを2倍量のだし汁で溶いておく。
2 鍋に残りのだし汁を入れて火にかけ、温まったら具を入れて中火で火が通るまで煮る。
3 火を止め、1を加えて混ぜる。再び火をつけて沸騰直前に火を止め、器に盛る。

〈1人分〉
197kcal
タンパク質 15.4g
食物繊維 5.2g

Point

高野豆腐は豆腐より少ない量で、鉄やカルシウムや亜鉛などの、現代人に不足しがちなミネラルを補給できます。

Day 7

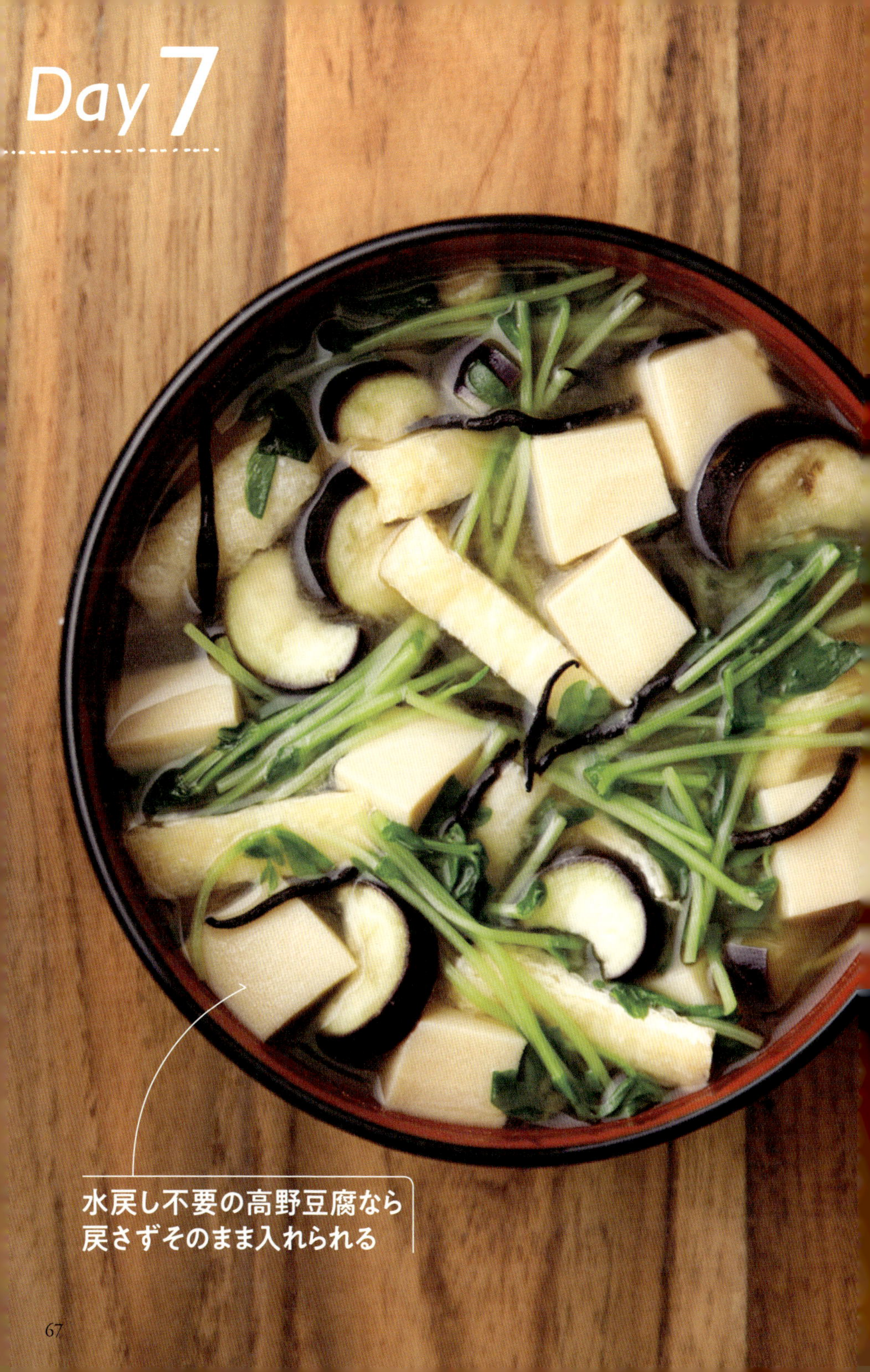

水戻し不要の高野豆腐なら
戻さずそのまま入れられる

2週目からの食べ方
食べる量をさらに増やす

2週目からは、復活メニューにメインディッシュを1品足した「活性化メニュー」に変えましょう。早摘み玄米を雑穀に変えたごはんを、復活期と同様こぶし1つ分（100～200g）を目安に食べましょう。食べ方は次の通り。

①食べるのは「体内活性ごはん＋体内活性みそ汁＋メインディッシュ」の活性化メニュー

②1週間21食のうち6食は何を食べても飲んでもOK

「こんな自由に食べたらリバウンドするのでは？」という心配は不要です。週6回自由に食べた場合と食べなかった場合で比較しても、結果は大きく変わりませんでした。

メインディッシュは何を食べてもOKですが、以下の2点だけ気をつけましょう。

1 まずは、タンパク質が多い食材を中心に食べる。ビタミン、ミネラル、食物繊維は十分補えるので、無理に生野菜サラダを食べる必要はない

2 毎食の揚げものは、脂質の摂りすぎになるので避けよう

2週目からは、ごはんの代わりにパンや麺もOK。ただし、パンや麺の回数がごはんを上回らないほうが効果は早く出ます。パンを食べるならサンドウィッチや、ふすま入りのものを選ぶといいでしょう。血糖値の急激な上昇が防げる、咀嚼力が働いて唾液が出る、腹持ちするなどのメリットがあります。同じパンでも菓子パン系は食事になりません。食べるなら間食にして、食事は主食を別途食べるようにしてください。

みそ汁以外の汁ものもOKです。汁ものの代わりに副菜をつけてもかまいません。1週目では控えていた乳製品やフルーツもぜひ取り入れましょう。

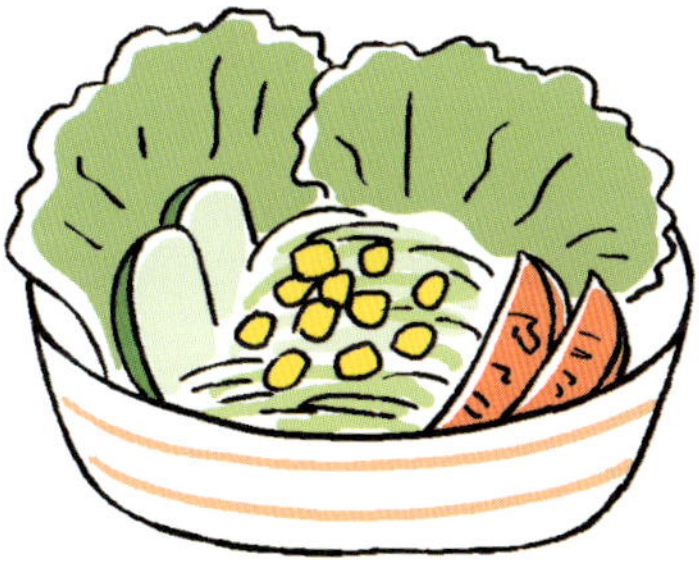

① サラダなど生野菜を無理して食べなくてOK

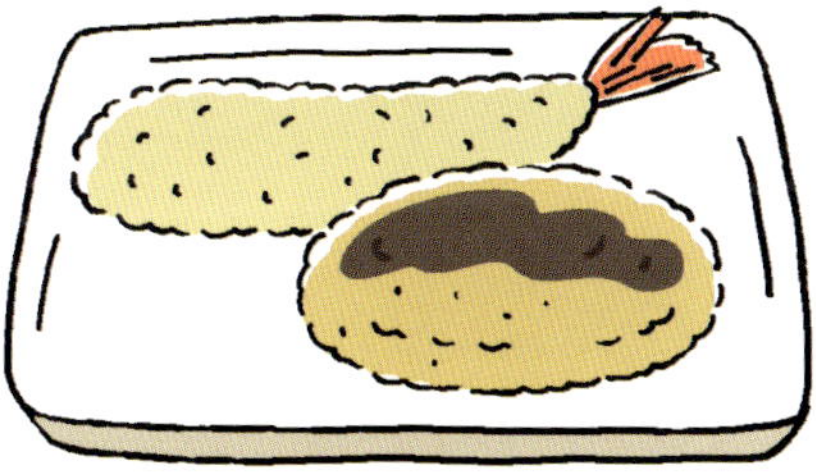

② 毎食でなければ揚げものもまったく問題なし

やせ力をもっと高めるコツ1

タンパク質源をこまめに変えるとやせやすい

カロリー制限ダイエットなどを繰り返してきた方に不足しがちなのが、タンパク質です。野菜は低カロリーでダイエットにいいという考え方が一般的なためサラダ信仰はまだまだ根強いのですが、野菜ばかりに気を取られタンパク質不足の方が非常に多いのです。タンパク質を摂ったつもりになっていても、実際は量が圧倒的に不足していて思っているほど食べられていなかった、というケースも少なくありません。

タンパク質は筋肉や細胞を作るほかエネルギーを生み出す栄養素です。不足すれば、筋肉量も代謝もたちまち低下し、どんどんやせにくい体になっていきます。つまり健康的にやせるためには、野菜以上にタンパク質源を食べることが大切なのです。

内臓力を上げるためにも、さまざまな食材からタンパク質を摂るように心がけましょう。タンパク質には、体で作ることができない必須アミノ酸が含まれています。**特定の食材だけを食べるよりも、種類を変えて食べたほうが、不足しがちな必須アミノ酸**

を効率よく補いやすくなります。アミノ酸にかぎらず、タンパク質源によってビタミンやミネラルの含有量は異なり、動物性タンパク質と植物性タンパク質では、吸収率も異なります。活性期では、メインディッシュやみそ汁で肉類、魚介類、卵、大豆製品を取り入れましょう。例えば、朝は卵焼きと豆腐入りみそ汁、昼は魚定食、夜は肉料理。メニューを考えるのが大変ならば、できるだけ食材が重ならないようにたっぷりのタンパク質源をみそ汁に入れるだけで大丈夫です。

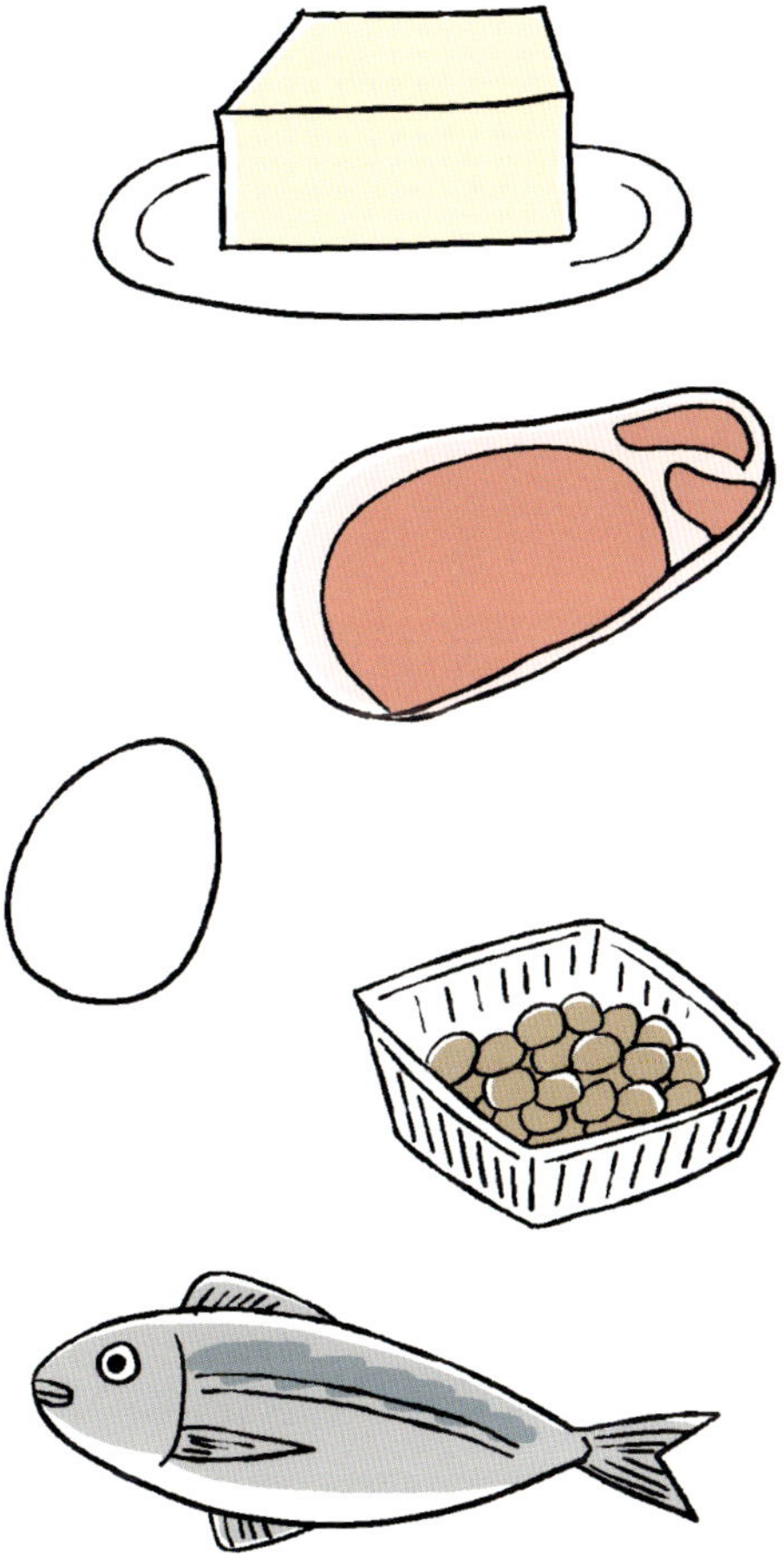

1週間のうちに肉、魚、卵、豆腐、納豆などさまざまなタンパク質源を摂取できるとよい。動物性タンパク質も植物性タンパク質もやせる力をつけるためには必須。

やせ力をもっと高めるコツ②

栄養素のバランスは1週間単位で調節する

みなさんに知っていただきたいのが「1食で完璧な栄養素のバランスを求める必要は一切ない」ということ。

多くの方は、ダイエットを始めると1食で完璧なメニューにしようと頑張りすぎてしまう傾向があります。でも、忙しいときにそんな大変なことはなかなかできません。

大事なのは「1週間単位」で調節すること。もしお昼に焼きそばパンを食べるなら、チーズや牛乳、ヨーグルトを足す。次の食事では野菜をしっかり食べる。そのぐらいの調整ができれば、1週間でバランスをとるのはそんなに難しくないはずです。

なぜ1週間単位がよいかというと、1週間単位だと予定に合わせて調整しやすいから。さらに1食・1日単位で食事をストイックに考えるとストレスがたまっていくことも理由です。**ストレスは内臓力を低下させダイエットを阻害します。**

気心の知れた人とおしゃべりするなどリラックスしながら食べると、自律神経の副交感神経が優位に。この神経が働くと唾液の分泌や、消化器官からの消化液の分泌が増加します。つまり、消化力と吸収力が上がるということです。

また「今日は食べすぎちゃった」という日があっても何の問題もありません。活性期からは、週6回飲みに行っても罪悪感は不要。外食でしか食べられないものもありますし、楽しい時間が内臓力アップとともに、心の余裕を作ります。私たちはダイエットのために毎日を過ごしているわけではありません。ダイエット成功のためにとストイックすぎるのは禁物。仕事のおつき合いや、家族や友達や恋人と外食する時間も、大事に楽しく過ごしてください。

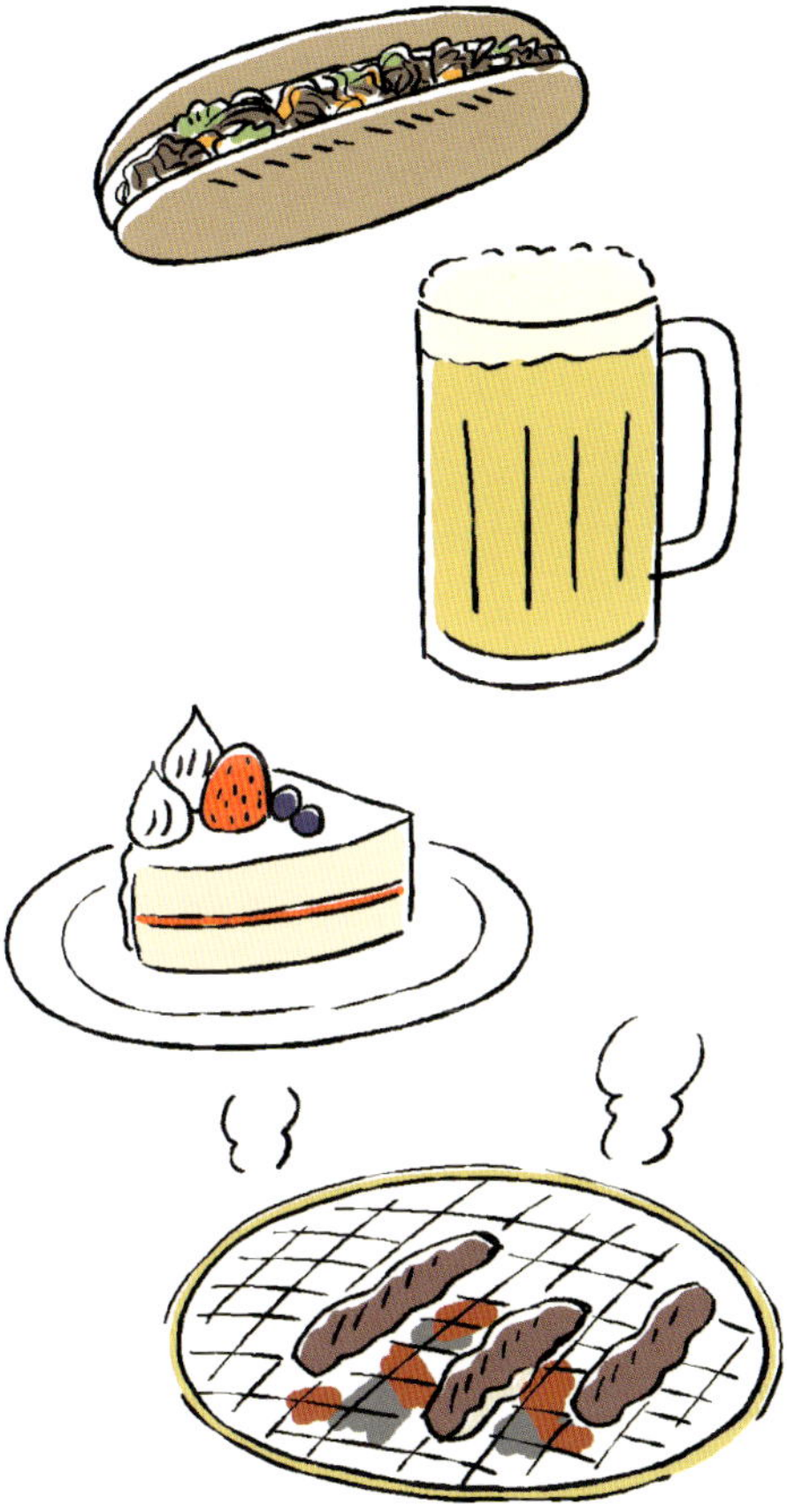

ランチの時間があまり取れなくても、外食でお酒や料理をたっぷり食べても、休日にスイーツを楽しんでも、気にする必要はなし。ほかの食事で少しずつ調整しながらリカバリーすれば大丈夫。

こんなとき
どう乗り切る?
1

夜ごはんが遅くなるとき

残業や予定があると、夕食の時間も遅くなります。20時ぐらいまでに済ませるのが理想ですが、22~23時を過ぎることも少なくないでしょう。「夜に食べると脂肪として蓄積されると聞いたから夜遅くは食べない」という方もいるのでは?

確かに夜食は体内時計を遅らせ肥満を誘発しますし、昼間に比べると睡眠中のエネルギー代謝は低下し肥満につながります。しかし**夜遅くなっても食事は絶対に抜かないでほしいのです。**なぜなら欠食すると、1日に必要な栄養素、特にタンパク質と微量栄養素が補いきれないから。食事のリズムが崩れると食習慣も乱れていきます。

夜中に夕食を摂るときは、体内活性みそ汁を軽く1杯食べましょう。低カロリーなうえ消化を助けてくれるので、寝る前に食べても問題なし。夕方に余裕があれば、おにぎりなど糖質を軽く食べておくことをおすすめします。食事の間隔がほどよくあいて血糖値が急激に下がるのを防げます。大切なのは、食事のリズムを守ることです。

こんなときどう乗り切る？ 2

飲み会のある日

やりがちなのは「事前に朝食や昼食を抜いて調節をする」こと。一見理にかなっていそうですが、食べて勝手にやせる体になるにはじつは逆効果です。**朝食や昼食を我慢すると、アルコールによって食欲が麻痺《まひ》してコントロールできなくなり、おつまみやシメを食べすぎる原因に。**飲み会だからこそ、朝も昼もしっかり食べましょう。

もし飲み会での食べすぎが心配な場合、直前に軽く糖質とタンパク質の補給を。サケおにぎり1個やバナナ1本、時間がない人は飲むヨーグルトを1パック飲むという手も。アルコールが肝臓で分解されるとき、糖質を中心としたエネルギーが使われます。事前に何か食べておくことで、糖質不足を防ぎつつ悪酔いや二日酔いを予防しましょう。私は、飲み会前に何も食べられなかったときは、ビールやサラダからではなく、先にサケや明太子のおにぎりをオーダーします。「お腹空いちゃってすみません」と笑顔でいっておけばまわりの人も案外気にしませんし、「私も」という方も案外いらっしゃいます。

こんなとき
どう乗り切る?
3

思わず食べすぎてしまったとき

食べすぎると自己嫌悪に陥り、次の食事を抜こうとする方がいます。

夕食が遅くなったケースと同様、この場合も食事を抜くのは厳禁。1日の食事のリズムが乱れてしまいます。胃がもたれているなら、みそ汁やスープなどの汁ものだけでもかまいません。**具が食べられないときは汁だけでもいいので、少し胃に入れてください。**とにかく食事を抜かないことが大切です。

食べられるようなら、近い3食で調整をしましょう。この3食で活性化メニューに戻せれば、食べすぎても心配することはありません。

調整のしかたにもコツがあります。それは極端に減らしすぎないこと。食事の内容や量が大幅に変わると食欲や食事時間など、さまざまなリズムが崩れていきます。少量でかまいませんので、復活メニューや活性化メニューに近い状態で食べるように意識しましょう。主食だけを抜く人もよくいますが、必ず1~2口は食べるようにしてください。糖質も大事なエネルギー源だからです。

こんなとき
どう乗り切る？
4

朝ごはんを食べ逃したとき

本気でやせたいなら朝こそ食べてほしいもの。朝食は体内時計をリセットして、自律神経のバランスを整える役割もあります。朝食を食べないと、夜に食べすぎる、日中ムダな間食をする、空腹のリズムが乱れる、とデメリットだらけ。血糖値も下がり、脳や体のエンジンがかからず仕事や家事の作業効率は低下します。

また食べられない原因の多くは内臓力の低下と生活習慣の乱れだと考えられており、朝食を抜くと肥満になりやすいというデータがあります。

時間がなければ、みそ汁だけでも口に入れましょう。どうしても無理なら、通勤途中で、野菜中心に作られた野菜ジュースやヨーグルトを買います。でも、これだけでは欠食と同じ。10時ぐらいまでに、サケのおにぎりやゆで卵やチーズなどでタンパク質を軽く摂ること。すると、**昼食での急激な血糖値の上昇と食べすぎを防止し、食事のリズムも維持できます**。昼食の量は特に控えず、普通に食べてください。欠食したままお菓子を食べるのはもちろん厳禁です。

こんなとき
どう乗り切る?
5

お菓子を食べたくなったら

一般的なダイエットでは基本的にお菓子は禁止。でも、もともとお菓子好きの方には、非常につらいことですよね。なかには、お菓子を食べるために食事を減らして、カロリー摂取量を抑える人がいます。これももちろんNG。私は「食事をしっかり食べたら、お菓子を食べてもよい」と考えています。

しっかりと食事を摂ると、血糖値や食欲がコントロールできますし、体内に栄養素が満たされて代謝がスムーズになります。食べるのを我慢しないためストレスもなし。そして自然とお菓子の量が減り、選び方も変わっていくのです。

こうなればお菓子を食べても、大きくたがが外れることはありません。クライアントからは**「我慢してないのに、最近、大好きなチョコを食べていない」「お菓子を食べなくても平気になってきた」という声が上がってきます。**

繰り返しになりますが最もよくないのは、食事を減らしてお菓子を食べること。食事で体を満たしてから、心を満たすためにお菓子を食べるなら何の問題もありません。

こんなとき
どう乗り切る？
6

お腹が空いていないときはどうする？

「お腹が空いていないなら食べなくていい」という方もいますが、健康的にやせて太らない体になりたいなら食事は食べましょう。前に述べた通り食事を抜くと、次の食事やお菓子の暴食、血糖値の乱れ、微量栄養素不足に陥りやすいからです。時間通りでなくていいので、1日3食、間食するなら4食のサイクルを守りましょう。

また欠食が多いと空腹感や満腹感を感じにくくなります。その状態を続けると、体は栄養素不足に。カロリー制限と同じように一時的に体重は落ちますが、内臓力が低下するので、食べたら太る体質になります。消化・吸収のために脳よりも内臓に血液が集中し、食後の眠気がひどくなるデメリットも。

コンスタントに食べていれば食欲もコントロールでき、食事へのストレスも軽減します。**活性化メニューを食べるのが理想ですが、量を半分に減らして調整するのはかまいません。**特にビタミンCなど水溶性の栄養素は体から出ていくので、こまめに摂りたいもの。足りない栄養素は後の食事で補えばいいのです。

column

食べたものを撮ると ダイエット効果が倍増

以前、食べたものを書き残す「レコーディングダイエット」が話題を集めました。これは食傾向を客観視できるよい方法です。人は食べたものを把握していなかったり忘れたりする生きもの。実際に食事内容を口頭で聞いても、飲みものやお菓子はカウントされていないことも。食べたものを実際より平均15%少なく申告し、さらに肥満度が高い人ほど過小申告するというデータもあります。

だから記録することは効果的。おすすめは、食事をスマートフォンで写真に撮ることです。書く手間が省けますし、レンズを通すと自分の食傾向が客観的に見えてきます。

自分だけで見てもよいですが、SNSにアップすれば効果倍増。見られることを意識すると、彩りや質を考えるようになりダイエット効果が高まるのです。盛りつけ、ランチョンマット、箸置きなど、食空間を工夫する方まで。食への意識が変わるのは心の余裕の表れであり、体が変わる前兆。私のクライアントでも、毎食写真を送る人は送らない人より圧倒的に早く結果が出ます。

3章

毎日飽きずに
食べられる
満腹ダイエットレシピ

時間がなくても毎日食べられるやせる朝食のコツ

厚生労働省の調査によると**朝食を摂らない人は、成人男性で15%、女性で10・2%にのぼります**。

77ページでふれたように、朝食を抜くと食事のボリュームが後に集中して、夕食にドカンと食べてしまったり、間食したりしやすくなります。さらに、夕食を食べすぎると翌朝胃がもたれ、朝食を抜きがちに。

「朝は忙しい……」という気持ちもわかります。でも、食べやせダイエットはシンプルな体内活性ごはんと体内活性みそ汁なので、食欲や時間がなくても、無理なく習慣化できます。

朝からごはんを食べられない人は、のり、明太子や梅、昆布、じゃこなどお気に入りの常備菜といっしょに、サラサラと食べたい人は常備菜や漬物を添えて緑茶をかけ、お茶漬けにして食べてもよいでしょう。

タンパク質も、卵をみそ汁に入れたり、納豆や豆腐を添えたりすれば無理なく取り入れられます。

しかも復活メニューや活性化メニューはみそ汁で具と水分をしっかり補えるので、腹持ちがよく、満足感があるのも魅力。料理を面倒に感じる私が毎日できるのですから大丈夫。その都度作らなくていいし、同じメニューを続けて食べてもかまいません。

次ページからのメニューはあくまでも参考例です。手抜きのコツを見つけて、アレンジしてみてください。

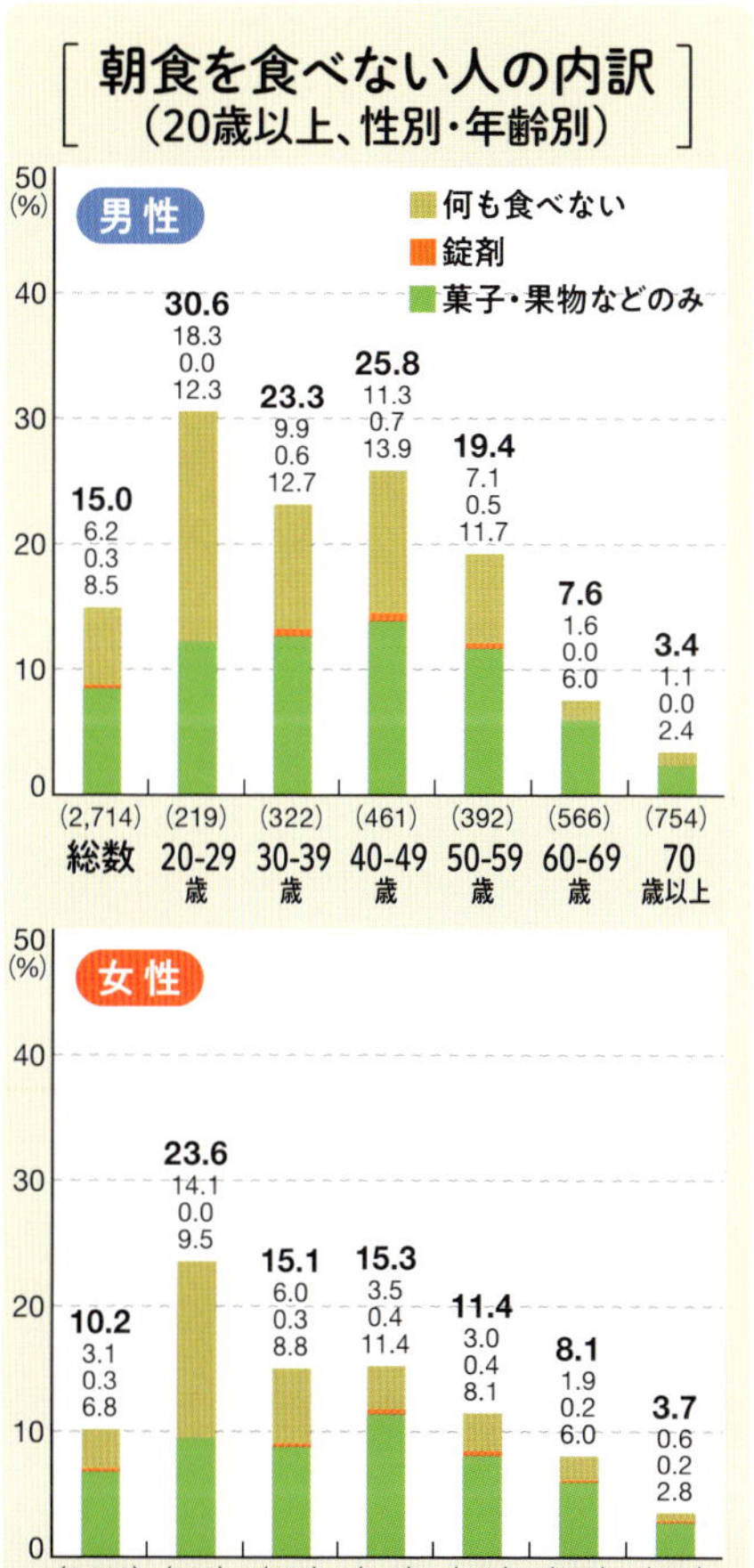

朝食の欠食率は男性で15%、女性で10.2%も。同調査結果では40〜50代の欠食率も増加傾向にあることがわかっている。
（厚生労働省「平成29年国民健康・栄養調査結果の概要」より）

朝の献立／ごはん

やせ力が朝から目覚める

Breakfast

スペシャル発酵納豆

材料(2人分)

納豆 … 2パック
A キムチ … 60g
A オクラ … 4本(40g)　小口切り
　＊オクラは冷凍のものでも可
A プロセスチーズ … 50g
　角切り(0.5〜1㎝角)
納豆のタレ(好みで) … 適量

作り方

1 納豆をよく混ぜる。
2 1にAを入れてよく混ぜる。好みで納豆のタレを入れてもよい。
3 器に盛る。

青菜と切り干し大根のみそ汁

材料(2人分)

卵 … 2個(100g)
A 小松菜 … 1/2束(100g)　3㎝幅
A 切り干し大根 … 10g
　水で戻してちぎる
A しめじ … 1袋(100g)
　石づきを取り小房にわける
とろろ昆布 … 3g　汁椀《わん》に入れておく

だし汁 … 3カップ
みそ … 大さじ2

作り方

1 みそを2倍量のだしで溶いておく。
2 鍋に残りのだし汁を入れて火にかけ、温まったらAの具を入れて中火で火が通るまで煮る。
3 火を止め、1を加えて混ぜる。再び火をつけて卵を割り落とし、沸騰直前に火を止め器に盛る。

雑穀ごはん　(2人分)300g

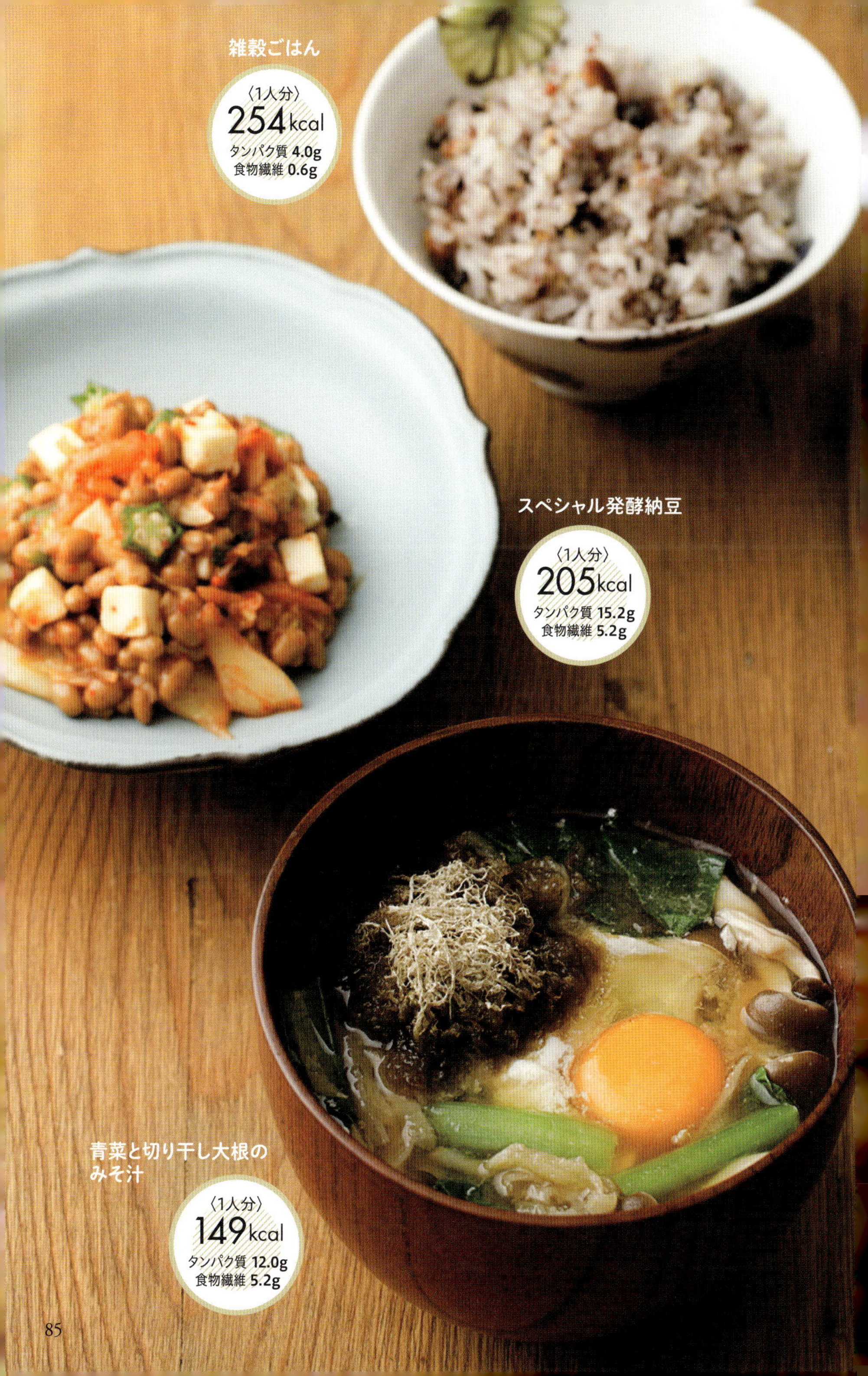

雑穀ごはん
〈1人分〉
254kcal
タンパク質 4.0g
食物繊維 0.6g

スペシャル発酵納豆
〈1人分〉
205kcal
タンパク質 15.2g
食物繊維 5.2g

青菜と切り干し大根のみそ汁
〈1人分〉
149kcal
タンパク質 12.0g
食物繊維 5.2g

朝の献立／パン
Breakfast

即席焼きアボカドグラタン

材料（2人分）

卵黄 … 2個分
＊卵白はスープで使う
サラダ油 … 大さじ1
アボカド … 1個　半分に切って種を取る
レモン汁 … 小さじ1
ピザ用チーズ … 30g

（つけ合わせ）
トマト … 1/2個（100g）　くし形切り
ブロッコリー … 40g
電子レンジで30秒加熱
＊ブロッコリーは冷凍のものでも可
パセリ（好みで）… 適量
塩（好みで）… 適量
オリーブ油（好みで）… 適量

作り方

1 アボカドにレモン汁をかける。卵黄を入れたらピザ用チーズをのせてオーブントースターで焼き目がつくまで焼く。オーブントースターがなければ魚焼きグリルにアルミホイルを敷いて熱してもよい。
2 1とつけ合わせを盛る。

ささみと野菜のあっさりスープ

材料（2人分）

鶏ささみ … 2本（90g）
A［水 … 4カップ
塩 … 小さじ1/2　酒 … 小さじ1］
B［玉ねぎ … 1個（200g）　薄切り
セロリ … 1本（70g）　小口切り
エリンギ … 1/2袋（50g）　薄切り］

水菜 … 1/2束（100g）　3㎝幅
スイートコーン缶 … 1缶（65g）　汁をきる
卵白 … 2個分　＊即席焼きアボカドグラタンで使った卵黄の残り
鶏がらスープの素（顆粒）… 小さじ1
塩 … 適量　　白こしょう … 適量

作り方

1 鍋にAを入れて火にかけ、沸騰したらささみを加える。再び沸騰したら火を止めて余熱で10分間火を通す。
2 1を取り出し、食べやすい大きさにさく。
3 1のゆで汁にBを加えて中火で煮る。
4 3に水菜とコーン、卵白を加えて、鶏がらスープの素、塩、こしょうで味をととのえる。

ライ麦パン（2人分）6枚切り2枚

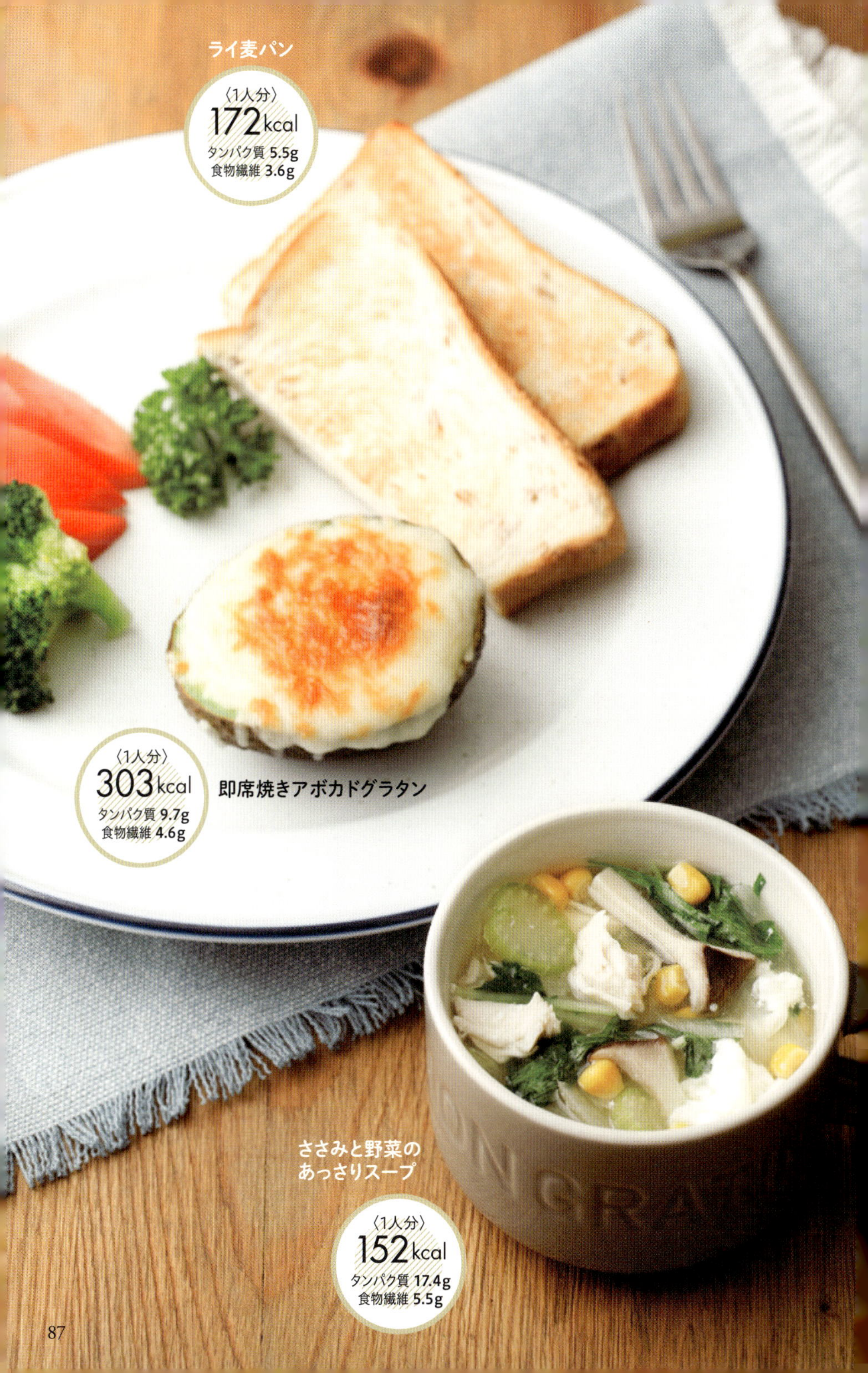

ライ麦パン

〈1人分〉
172kcal
タンパク質 5.5g
食物繊維 3.6g

即席焼きアボカドグラタン

〈1人分〉
303kcal
タンパク質 9.7g
食物繊維 4.6g

ささみと野菜の
あっさりスープ

〈1人分〉
152kcal
タンパク質 17.4g
食物繊維 5.5g

コンビニでも外食でも諦めない やせる昼食のコツ

コンビニや外食で済ませがちな昼食にもやせるコツがあります。

一つが「食べるタイミング」。基本は、**朝食の5〜6時間後に食べること**。仕事が不規則な方は、起きて最初に摂った食事を「朝食」と考えて、5〜6時間後に次の食事を。**朝食を抜いて途中で軽く食べた場合は、その約2時間後に昼食を摂ると空腹感もちょうどよいでしょう。**

次は「メニューの選び方」。肉や魚といったタンパク質源を毎食手のひら1枚強くらい食べるのが理想です。定食を出すお店はタンパク質源を摂りやすく、家で料理するのは面倒な魚も選べます。小料理屋や居酒屋など小鉢を頼みやすいお店もおすすめ。小鉢と汁もの、ごはんを注文しましょう。小鉢を頼めば野菜やきのこなどを摂りやすく、不足しがちな栄養素まで補えるのでメインディッシュは何でも大丈夫。しょうが焼き、焼き魚、刺身、とんかつ、好きなものを選んでください。小鉢をうまく活用すると食事量をコントロールしやすいというメリットもあります。

　コンビニ食の場合も外食と同じく、食材を組み合わせて選ぶのがコツです。パンや麺類だけでは糖質と脂質が多く、タンパク質やビタミンは不足ぎみに。食べるならハムや鶏や卵などのタンパク質が入ったサンドウィッチに、おかずとスープをつけましょう。もし選ぶのが面倒なら、具材の多いお弁当と汁ものならばラクに済みます。糖質単品で食べるのは自由食のときの楽しみにしましょう。

コンビニでの選び方

① メインディッシュ

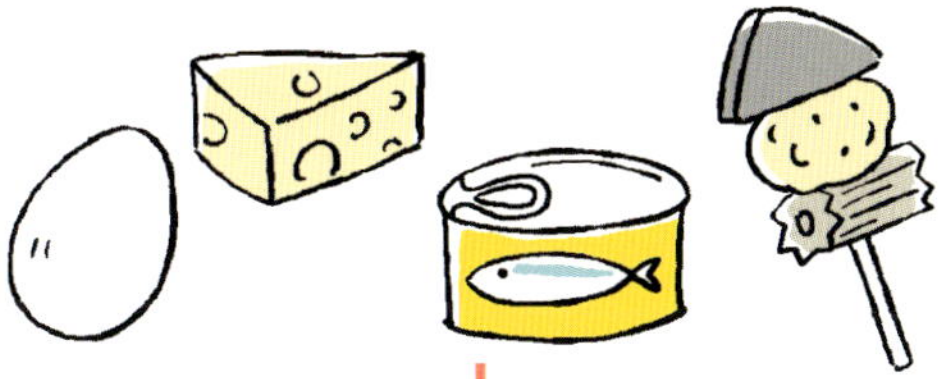

② 主食系

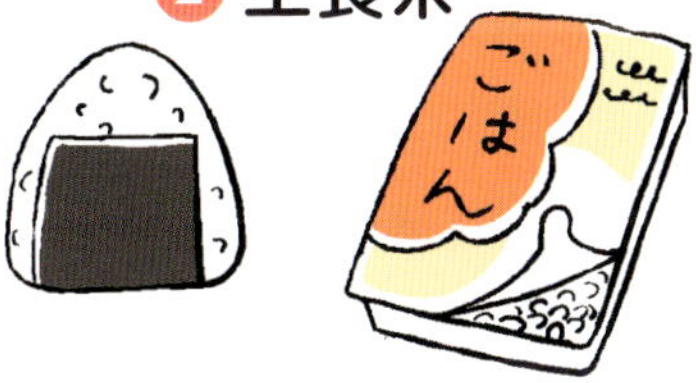

③ 副菜か汁もの

具だくさんスープは体が温まり、サラダより野菜を摂れる。しかし外食やコンビニ食は味が濃い傾向にあるので、気になる場合はスープを少し残して調整を。丼ものもよく噛めば大丈夫。反対にレジ前の揚げものは、油の質や脂質の過剰摂取が心配なので、結果を早く出すなら自由食のときに。

昼の献立／ごはん

Lunch

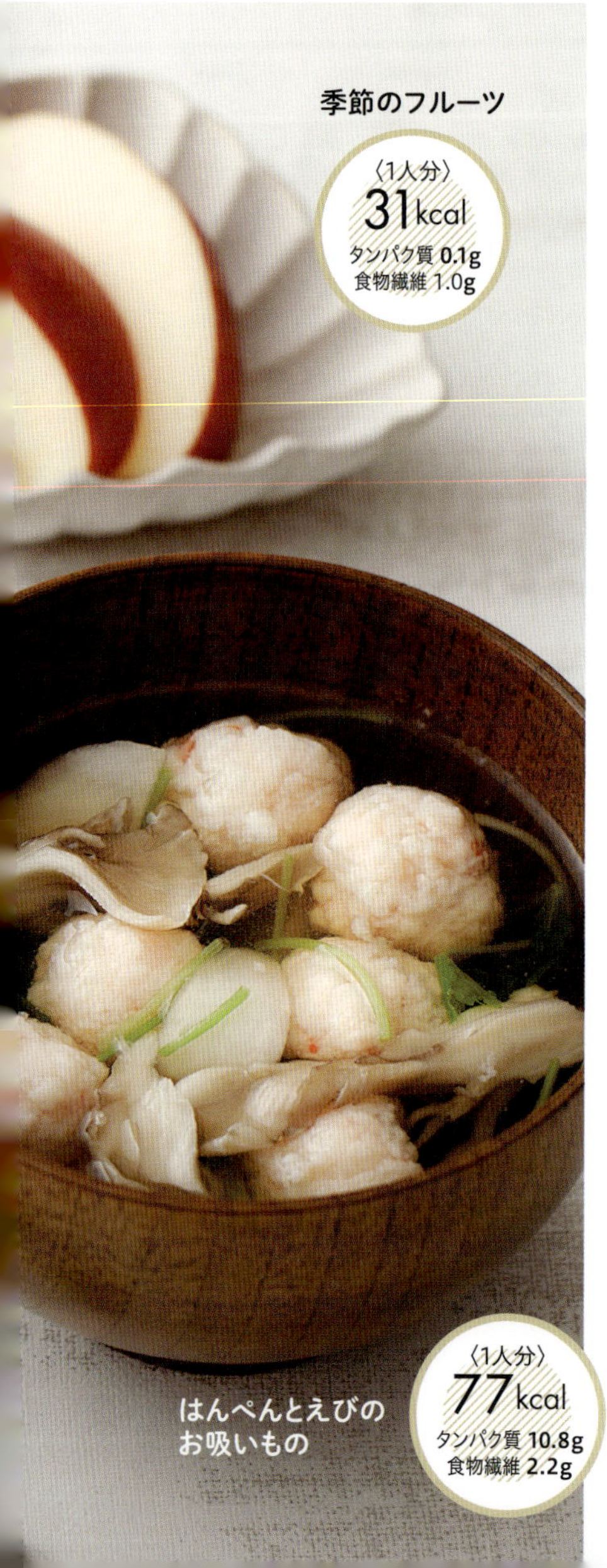
季節のフルーツ
〈1人分〉
31kcal
タンパク質 0.1g
食物繊維 1.0g
はんぺんとえびの
お吸いもの
〈1人分〉
77kcal
タンパク質 10.8g
食物繊維 2.2g

はんぺんとえびのお吸いもの

材料(2人分)

A［はんぺん…1/2枚(60g)
　むきえび…50g　たたいておく
　＊えびは刺身用の甘えびでも可

かぶ…1個(80g)　くし形切り
かぶの葉…適量　3cm幅
まいたけ…1/2袋(50g)　小房にわける
三つ葉…1/4袋(20g)　3cm幅

だし汁…3カップ
しょうゆ…小さじ1
＊お吸いものなので薄口がおすすめ
塩…小さじ1/2

作り方

1 ボウルにAを入れてよく混ぜ、団子状に丸める。
2 鍋にだし汁を入れて熱し、1とかぶ、かぶの葉を入れて中火で煮る。
3 かぶに火が通ったらまいたけを加え、しょうゆと塩で味をととのえる。
4 器に盛り、三つ葉を加える。

季節のフルーツ

(2人分)100〜200g

パパッとお手軽海鮮丼

材料（2人分）

雑穀ごはん …… 茶碗2杯（300g）
　＊雑穀ごはんの代わりに白米でも可

A ┌ 酢 …… 大さじ2～3
　└ 砂糖 …… 大さじ1

青じそ …… 2枚
白すりごま …… 小さじ1

B ┌ 刺身（ブリ、サケ、甘えびなどの盛り合わせ）
　│　…… 1パック（300g）
　└ しょうゆ …… 大さじ1

わさび（好みで）…… 適量

作り方

1 Bを混ぜ合わせて冷蔵庫で10分おく。
2 鍋にAを入れて火にかけ、酢をとばす。
3 雑穀ごはんに2を入れ、さっくり混ぜる。
4 3を器に盛り、すりごま、青じそ、1の刺身をのせる。好みでわさびを添える。

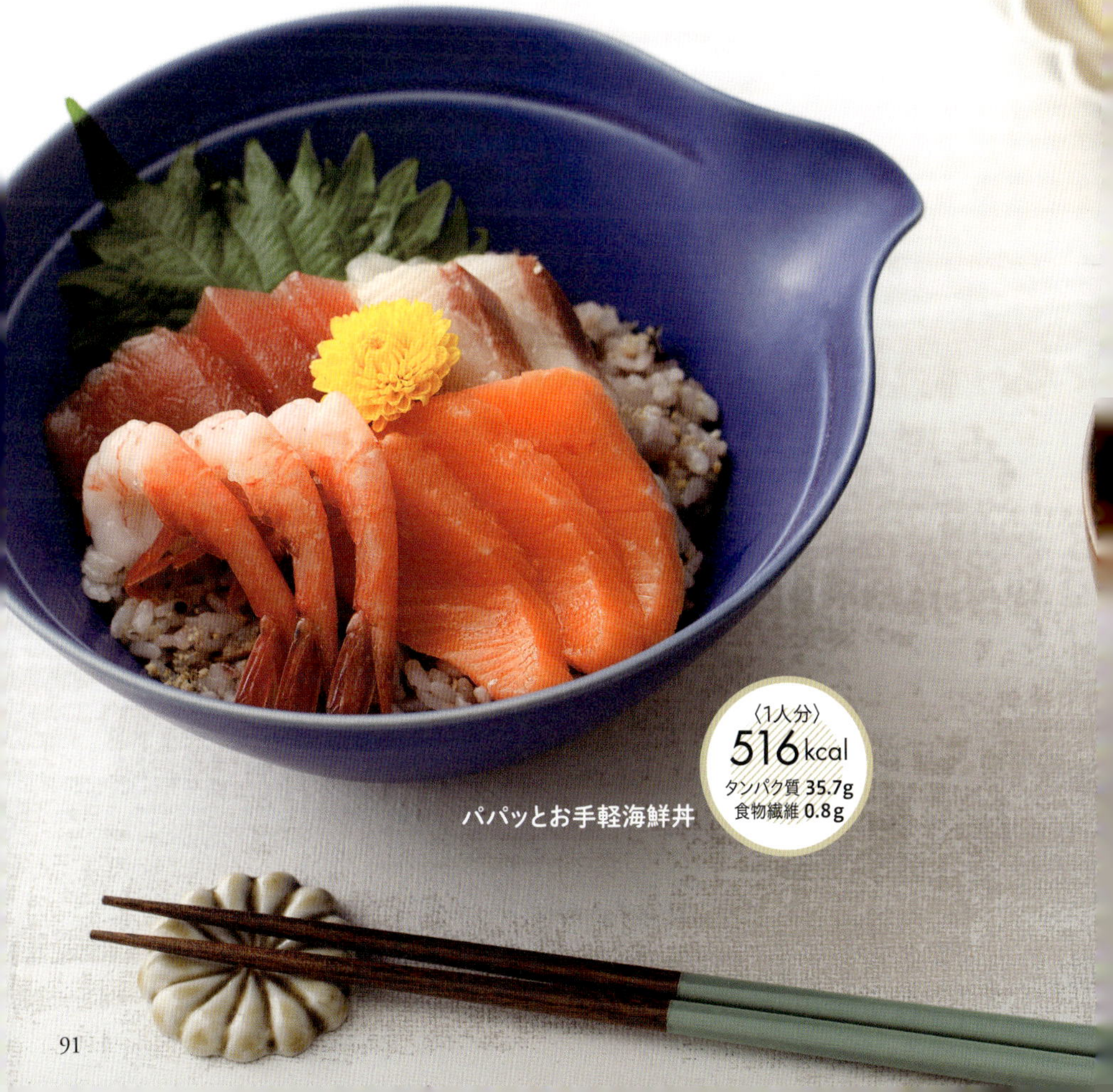

パパッとお手軽海鮮丼

〈1人分〉
516 kcal
タンパク質 35.7g
食物繊維 0.8g

昼の献立 Lunch ／ 麺

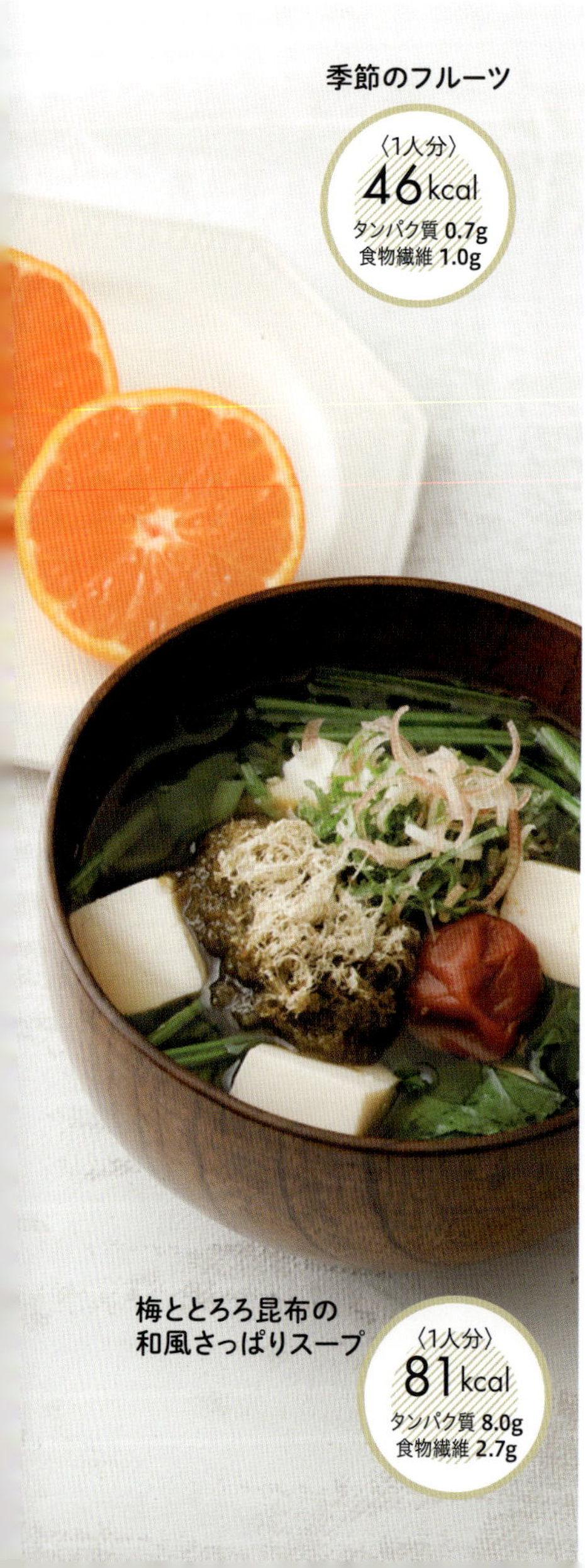
季節のフルーツ
〈1人分〉
46kcal
タンパク質 0.7g
食物繊維 1.0g
梅ととろろ昆布の
和風さっぱりスープ
〈1人分〉
81kcal
タンパク質 8.0g
食物繊維 2.7g

梅ととろろ昆布の和風さっぱりスープ

材料(2人分)

絹ごし豆腐 …… 1/2丁(150g)　2㎝角
青菜(ほうれん草など)
…… 1/2束(100g)　3㎝幅
とろろ昆布 …… 5g
梅干し(中) …… 2個
削り節 …… 5g

だし汁(または水) …… 3カップ
しょうゆ …… 適量

青じそ(好みで) …… 2枚
みょうが(好みで) …… 1個

作り方

1 鍋にだし汁を入れて火にかけ、沸騰したら豆腐と青菜を加えて火が通るまで煮る。
2 器にとろろ昆布、梅干し、削り節を入れる。
3 2に1を入れ、しょうゆで味をととのえる。
4 好みで青じそやみょうがをのせる。

季節のフルーツ

(2人分)100～200g

野菜たっぷり！　具だくさん焼きそば

材料（2人分）

中華蒸し麺 …… 2玉
　＊うどんで作っても可
豚バラ薄切り肉 …… 150g　一口大
玉ねぎ …… 1/4個（50g）　薄切り
キャベツ …… 1枚（100g）　一口大
にんじん …… 1/4本（50g）　せん切り
にら …… 1/4束（25g）　3㎝幅
もやし …… 1/2袋（100g）

サラダ油 …… 大さじ1
焼きそばソース …… 大さじ4

青のり（好みで）…… 適量

作り方

1 中華麺は、袋に切り込みを入れて電子レンジで40秒加熱する。
2 フライパンにサラダ油を入れて熱し、豚肉を赤みがなくなるまで中火で炒める。
3 玉ねぎ、キャベツ、にんじん、にら、もやしの順に加え、さらに炒める。
4 野菜に火が通ったら1の中華麺をほぐしながら入れて、全体を炒め合わせる。
5 焼きそばソースを加え、さっと全体になじませる。器に盛り、好みで青のりを振る。

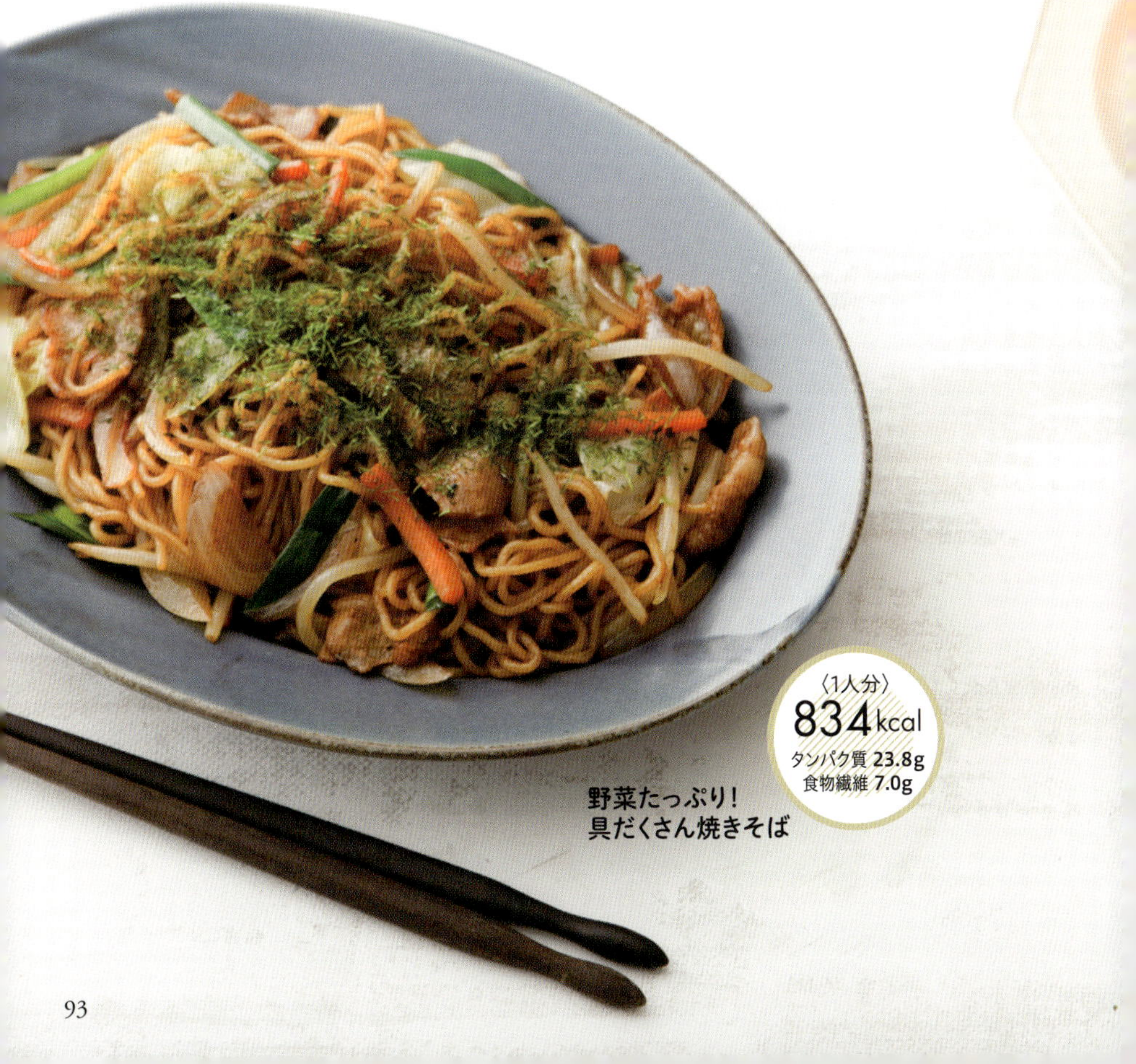

〈1人分〉
834kcal
タンパク質 23.8g
食物繊維 7.0g

野菜たっぷり！
具だくさん焼きそば

昼の献立 Lunch／パン

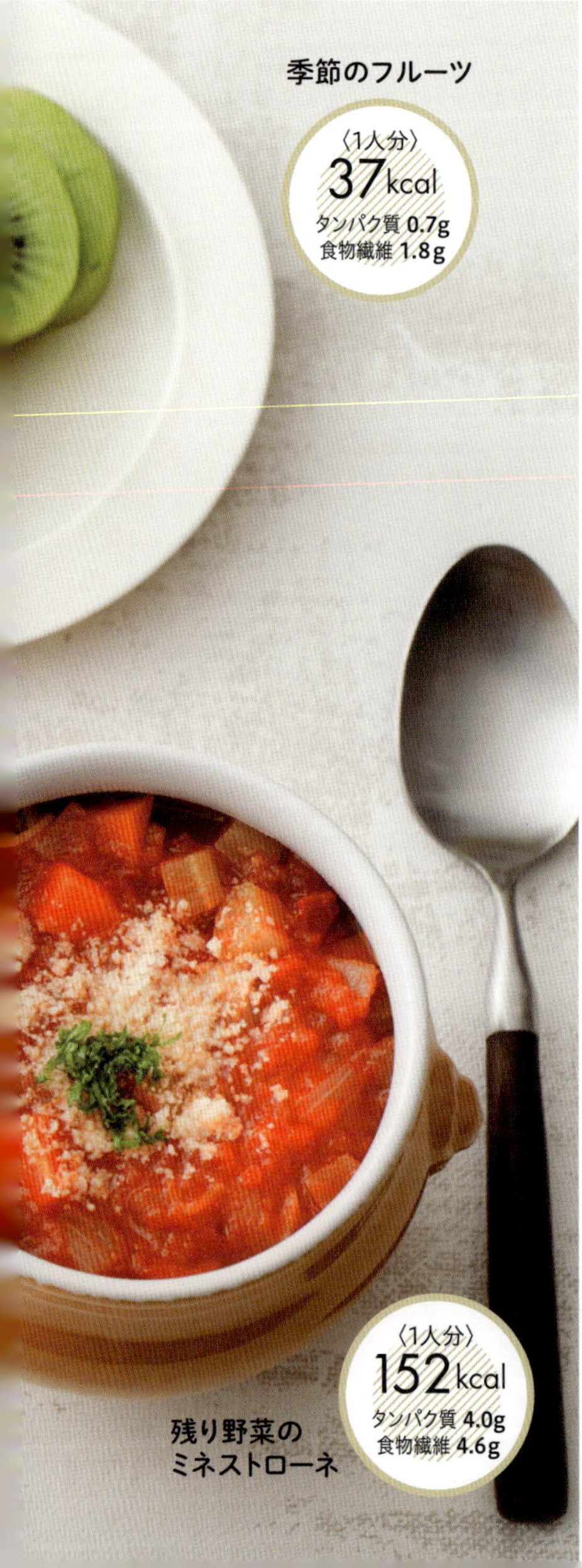
季節のフルーツ
〈1人分〉
37kcal
タンパク質 0.7g
食物繊維 1.8g
残り野菜のミネストローネ
〈1人分〉
152kcal
タンパク質 4.0g
食物繊維 4.6g

残り野菜のミネストローネ

材料（2人分）

A
- にんじん…… 1/4本（50g）　1㎝角
- セロリ（葉でも茎でも可）…… 1/2本（25g）　1㎝角
- 玉ねぎ…… 1/2個（100g）　1㎝角

＊Aは冷蔵庫の残り野菜で代用可

にんにく…… 1片　薄切り
オリーブ油…… 大さじ1

ホールトマト缶…… 1缶（400g）

B
- 水…… 1/2カップ
- コンソメスープの素（固形）…… 1個
- ローレル…… 1枚

塩…… 適量
白こしょう…… 適量
パセリ…… 適量　みじん切り
＊パセリは生でも乾燥タイプでも可
粉チーズ（好みで）…… 適量

作り方

1 鍋にオリーブ油とにんにくを入れて弱火で熱し、香りが出てきたら中火にしてAを加え、しんなりするまで炒める。
2 1にホールトマトを加え、木べらでトマトをつぶしながら炒め合わせる。
3 2にBを加え、煮立ったらアクを取る。ふたをして10～15分煮て、塩、こしょうで味をととのえる。
4 器に盛り、パセリ、好みで粉チーズを振りかける。

ツナサンドウィッチ・鶏ハムサンドウィッチ

材料(2人分)

サンドウィッチ用食パン …… 8枚
　＊8枚切り食パン4枚でも可。具材は同量で

A
- ツナ缶 …… 1缶　油をきる
- パプリカ(赤・黄) …… 各30g　5㎜角
- 黒こしょう …… 適量

きゅうり …… 1/2本(50g)　斜め薄切り

鶏ハム(好みのもの) …… 1パック　薄切り
　＊ハム、ゆで卵、ローストビーフでも可
ブロッコリースプラウト …… 30g
　＊レタス、バジル、クレソンでも可
バター(好みで) …… 適量

作り方

1 ボウルにAを入れて混ぜ合わせる。
2 好みでパンにバターをぬる。ラップを敷いた上に、パン、1、きゅうりの順にのせてもう1枚のパンでサンドする。ラップで包んでお皿などをのせてなじませる。
3 2と同様の方法でパンに鶏ハム、ブロッコリースプラウトをのせてサンドする。

季節のフルーツ
(2人分)50〜100g

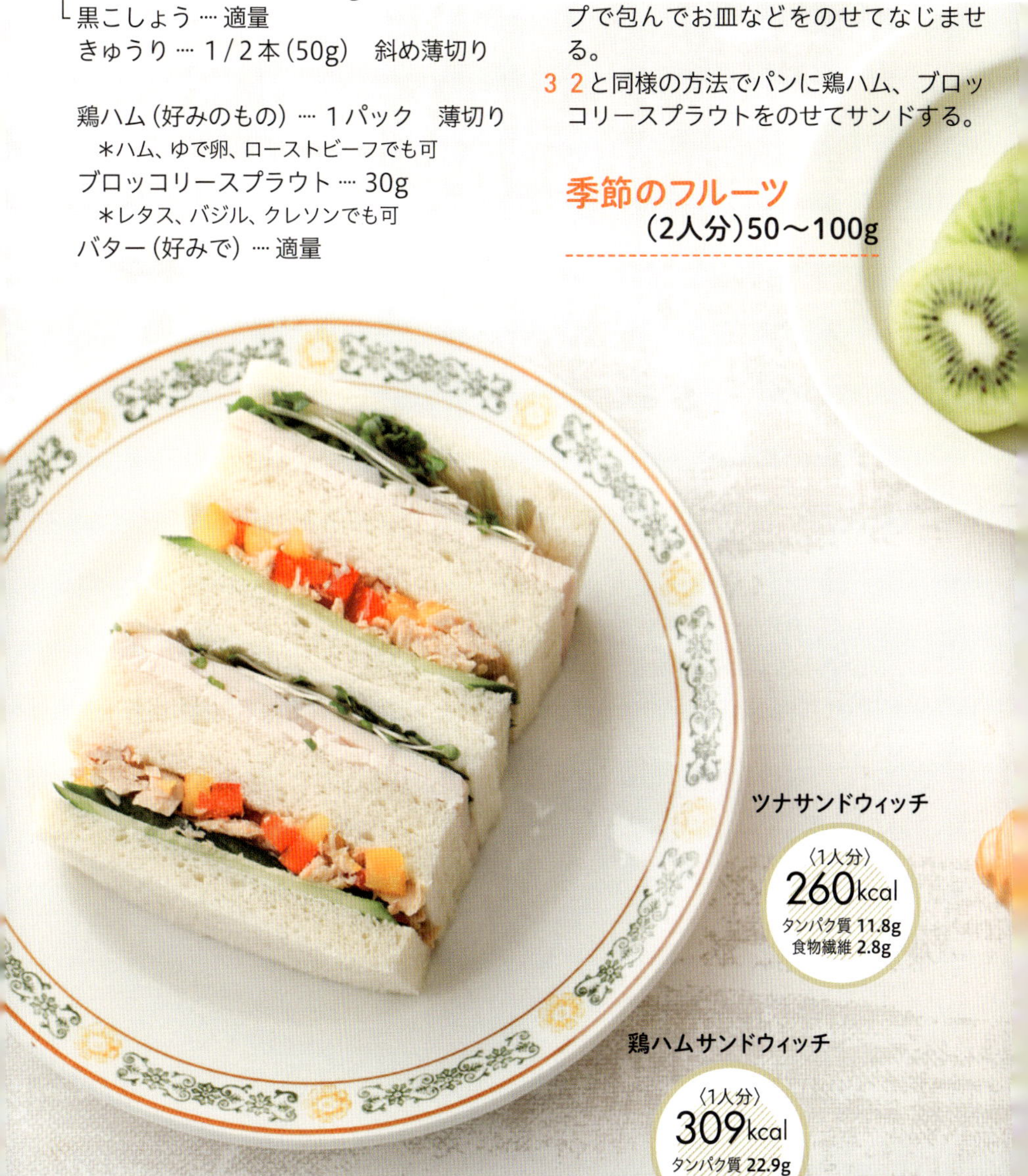

ツナサンドウィッチ
〈1人分〉
260kcal
タンパク質 11.8g
食物繊維 2.8g

鶏ハムサンドウィッチ
〈1人分〉
309kcal
タンパク質 22.9g
食物繊維 2.3g

ダイエット成功のカギを握る
やせる夕食のコツ

ダイエットのために、夕食でおかずの量を減らしたり主食を抜いたりする方もいるでしょう。反対に、朝食や昼食と違って時間をかけやすいからと食べすぎてしまう方もいるかもしれません。クライアントを見ても、夕食の量は少ないか多いかの2つにはっきりわかれます。でもどちらも、何度もお話しした通りダイエットの失敗要因です。食事全体の量を調整するのは悪いことではありませんが、食事のリズムをキープするためにも欠食だけは避けましょう。

やせる食べ方は、昼食の5～6時間後に夕食を摂ること。例えば、お昼を13時に食べたら、夕食を18時くらいに食べるのが理想です。しかし現実的に難しいと思うので、昼食と夕食の間に何かつまめるなら食べておき、帰宅後にゆっくり食べ直しましょう。間食ではおにぎり、バナナ、野菜ジュース、ヨーグルト、ゆで卵、干しいもなどを食べ、帰宅後にタンパク質源や体内活性みそ汁を摂るのがおすすめです。

次ページからは夕食メニュー例を紹介します。メニュー通りでないとだめなわけではありません。忙しいときは、肉野菜炒めや焼き魚、煮ものなどを買ってきてもいいですし、前日の残りをそのまま食卓に並べるのも、休日に作った常備菜を活用するのも自由です。

経験上、お惣菜《そうざい》を上手に活用して食事リズムを上手に作れる人は、不思議とダイエットに成功していきます。何を作るか、何を食べるかに神経質にならなくても、家庭・外食・コンビニ食問わず1週間のうち復活メニュー・活性化メニューの割合が6～7割であれば合格点。ゆるく続けることが、心と体の健康に大切です。

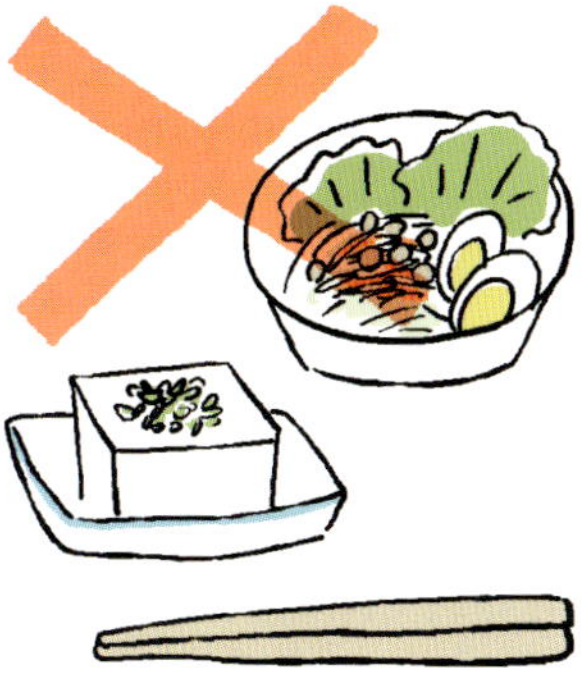

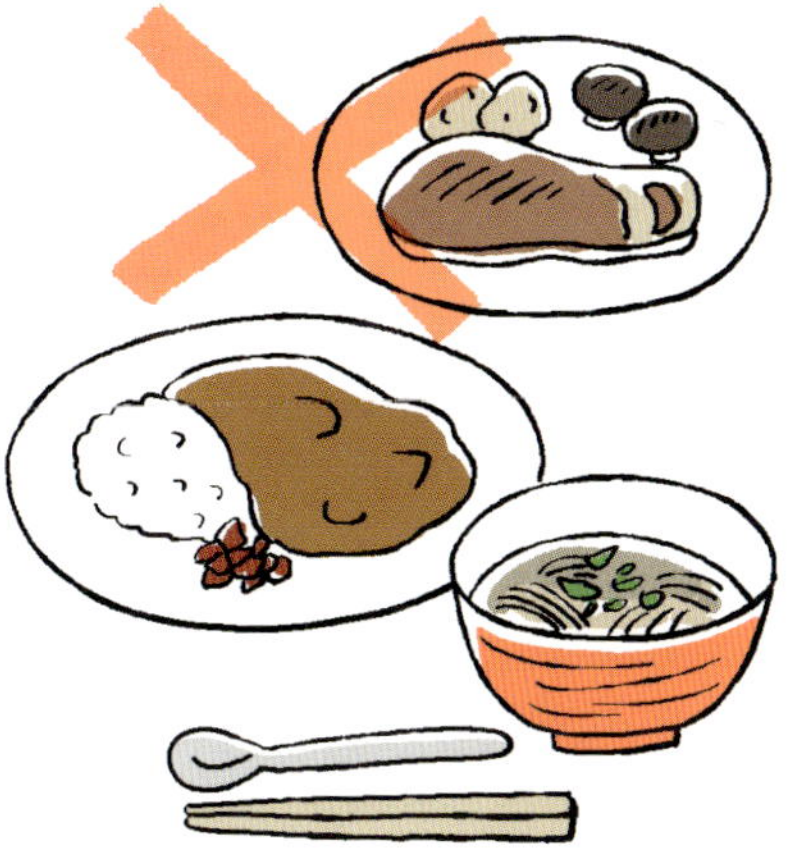

夕食だからといって量が多すぎたり少なすぎたりするのはダイエットの失敗要因に。朝食と昼食をしっかり食べれば、夕食も自然と適量を食べられる。食べ方までコントロールできればダイエット成功はグッと近づく。

夜の献立 Dinner／豚肉

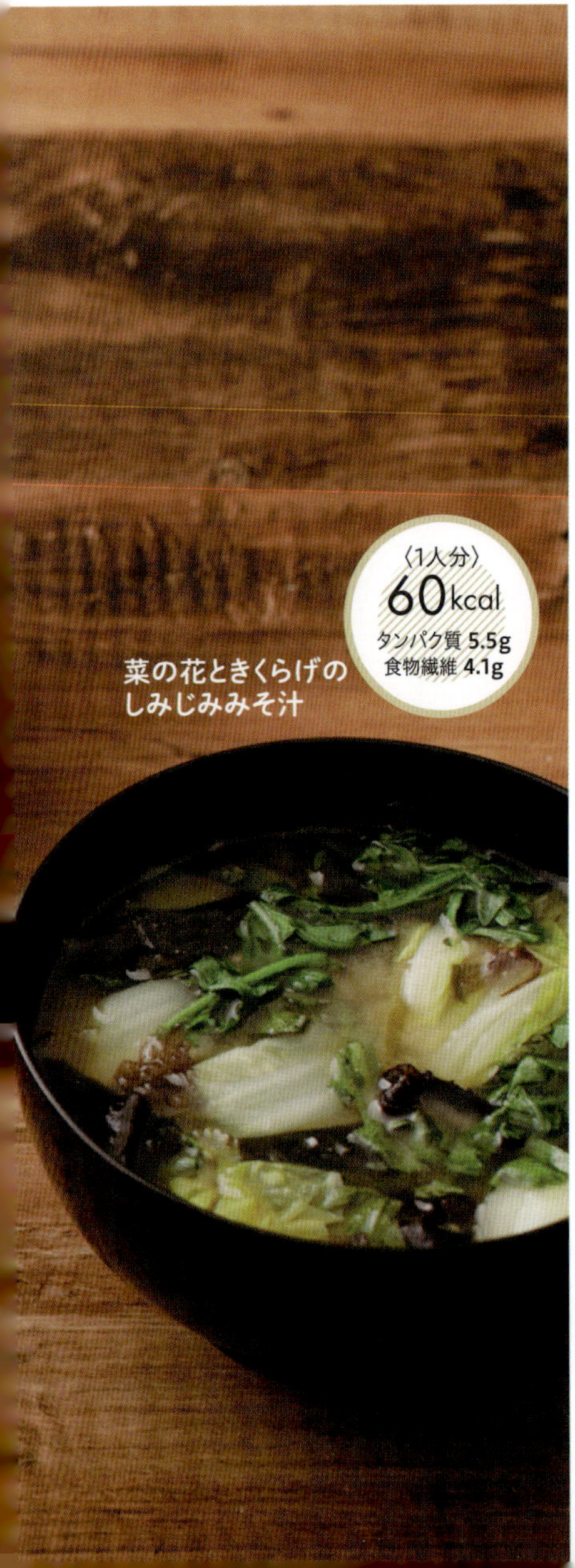
〈1人分〉
60kcal
タンパク質 5.5g
食物繊維 4.1g
菜の花ときくらげの
しみじみみそ汁

菜の花ときくらげのしみじみみそ汁

材料（2人分）

白菜 …… 100g
　一口大に切り、軸と葉をわける
菜の花 …… 100g　3㎝幅
　＊菜の花は春菊など旬の青菜でも可
黒きくらげ（乾燥）…… 2枚（1g）
　水で戻して一口大
海藻ミックス（乾燥）…… 4g

だし汁 …… 3カップ
みそ …… 大さじ1と1/2

作り方

1 みそを2倍量のだし汁で溶いておく。
2 鍋に残りのだし汁を入れて火にかけ、温まったら白菜の軸、菜の花、白菜の葉、黒きくらげ、海藻ミックスの順に入れて中火で火が通るまで煮る。
3 火を止め、1を加えて混ぜる。
4 再び火をつけて沸騰直前に火を止め、器に盛る。

雑穀ごはん（2人分）300g

なめこマーボー豆腐

材料(2人分)

豚ひき肉 …… 150g
絹ごし豆腐 …… 2/3丁(200g)
　2㎝角に切り、水けをきる
トマト …… 1個(200g)　一口大
なめこ(大) …… 1袋(150g)

A
しょうが …… 5g　すりおろす
にんにく …… 5g　すりおろす
ごま油 …… 小さじ1
トウバンジャン …… 小さじ1/2

B
中華スープの素(顆粒) …… 小さじ1/2
水 …… 1/4カップ
酒 …… 大さじ1
みりん …… 小さじ1
しょうゆ …… 大さじ1

あさつき …… 4本(20g)　小口切り

作り方

1 ボウルにBの調味料を入れて混ぜる。
2 フライパンにAを入れて中火で熱し、香りが出てきたらひき肉を加えて炒める。
3 ひき肉の赤みがなくなってきたら、1、豆腐、トマトを加えて煮る。ときどきフライパンをゆする。
4 なじんできたら、なめこを加えて全体にからめてとろみがつくまで水分をとばす。
5 器に盛り、あさつきをちらす。

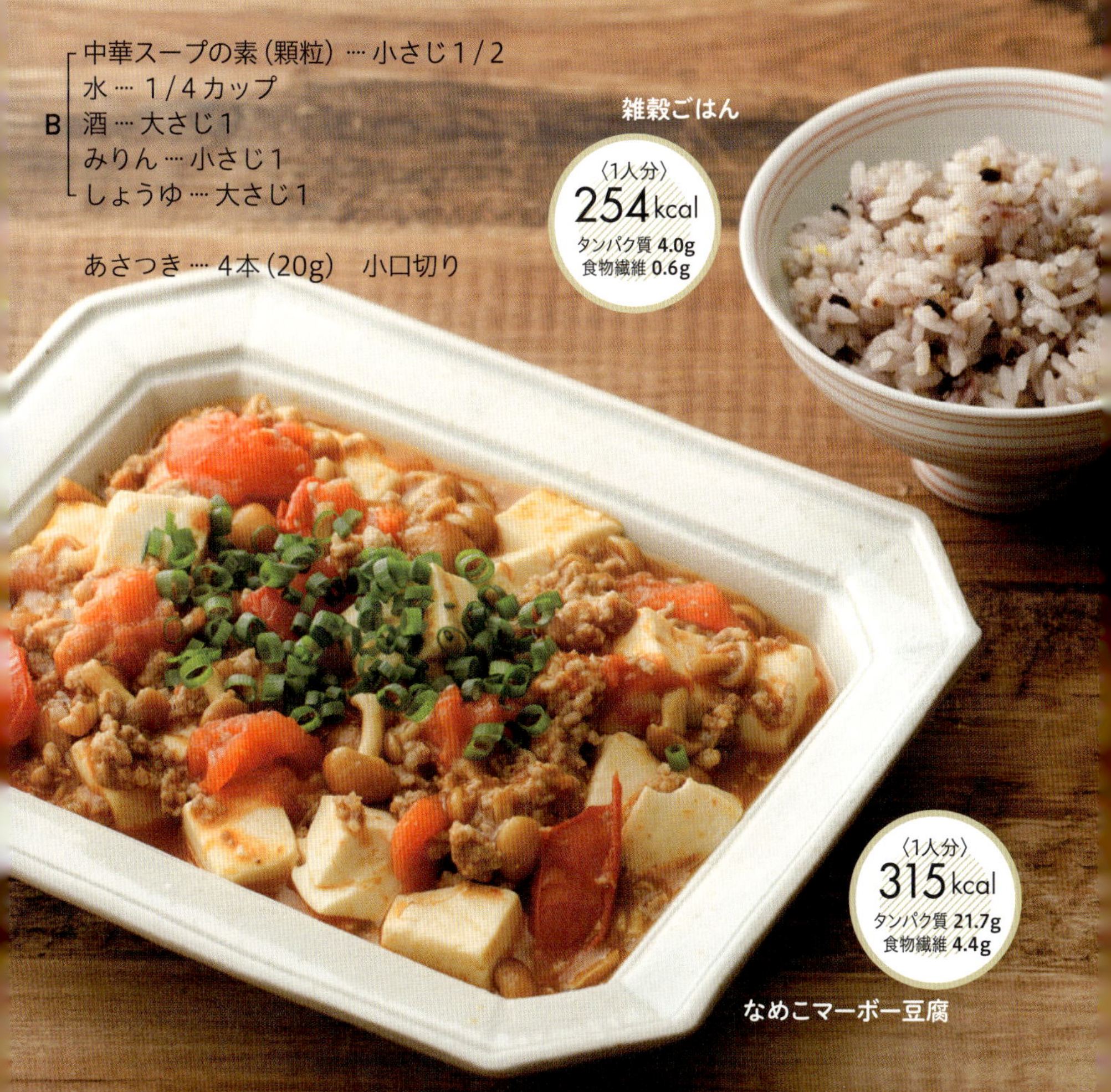

雑穀ごはん
〈1人分〉254kcal
タンパク質 4.0g
食物繊維 0.6g

なめこマーボー豆腐
〈1人分〉315kcal
タンパク質 21.7g
食物繊維 4.4g

夜の献立／牛肉

Dinner

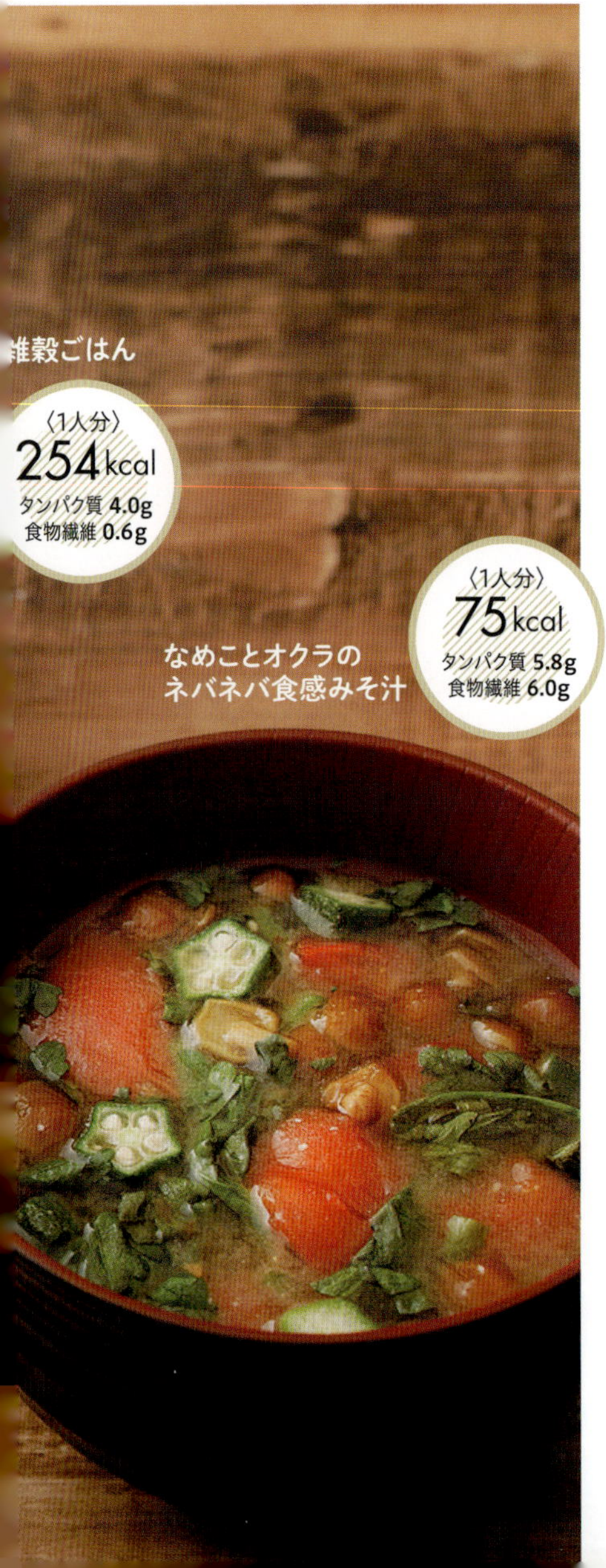
雑穀ごはん
〈1人分〉
254kcal
タンパク質 4.0g
食物繊維 0.6g
なめことオクラの
ネバネバ食感みそ汁
〈1人分〉
75kcal
タンパク質 5.8g
食物繊維 6.0g

なめことオクラのネバネバ食感みそ汁

材料（2人分）

トマト …… 1個（200g）　一口大
　＊トマト缶でも可
春菊 …… 100g　3㎝幅
　＊ほかの青菜でも可
オクラ …… 4本（40g）　小口切り
　＊冷凍オクラでも可
なめこ …… 1袋（100g）

だし汁 …… 3カップ
みそ …… 大さじ1と1/2

作り方

1 みそを2倍量のだし汁で溶いておく。
2 鍋に残りのだし汁を入れて火にかけ、温まったらすべての具材を加えて中火で火が通るまで煮る。
3 火を止め、1を加えて混ぜる。再び火をつけ沸騰直前に火を止め、器に盛る。

雑穀ごはん（2人分）300g

めんつゆで作る！ きのこ肉豆腐

材料(2人分)

牛こま切れ肉 …… 200g
木綿豆腐 …… 1/3丁(100g)
　食べやすい大きさに切り、水けをきる
玉ねぎ …… 1/2個(100g)　くし形切り
しめじ …… 1袋(100g)
　石づきを取り小房にわける
しいたけ …… 2枚(50g)
　石づきを切り半分に切る
むすびしらたき …… 100g
　水けをきって下ゆで
　＊普通のしらたきでも可
さやいんげん …… 2本(20g)　3㎝幅
　＊冷凍さやいんげんでも可

A［めんつゆ(3倍濃縮) …… 1/4カップ
　 水 …… 1カップ
　＊使用するめんつゆに合わせて調整を

七味とうがらし(好みで) …… 適量

作り方

1 (生の場合) さやいんげんを電子レンジで1分加熱する。
2 鍋 (フライパンでも可) にAを入れて火にかけ、沸騰したら牛肉を加えて火が通ったら一度取り出す。
3 2に玉ねぎを加えて、中火で煮る。玉ねぎが透き通ってきたら、豆腐、きのこ、しらたきを加えて、落としぶたをして10分ほど煮る。
4 全体に色がついてきたら、さやいんげんと2の牛肉を入れて2～3分煮る。
5 器に盛り、好みで七味とうがらしを振る。

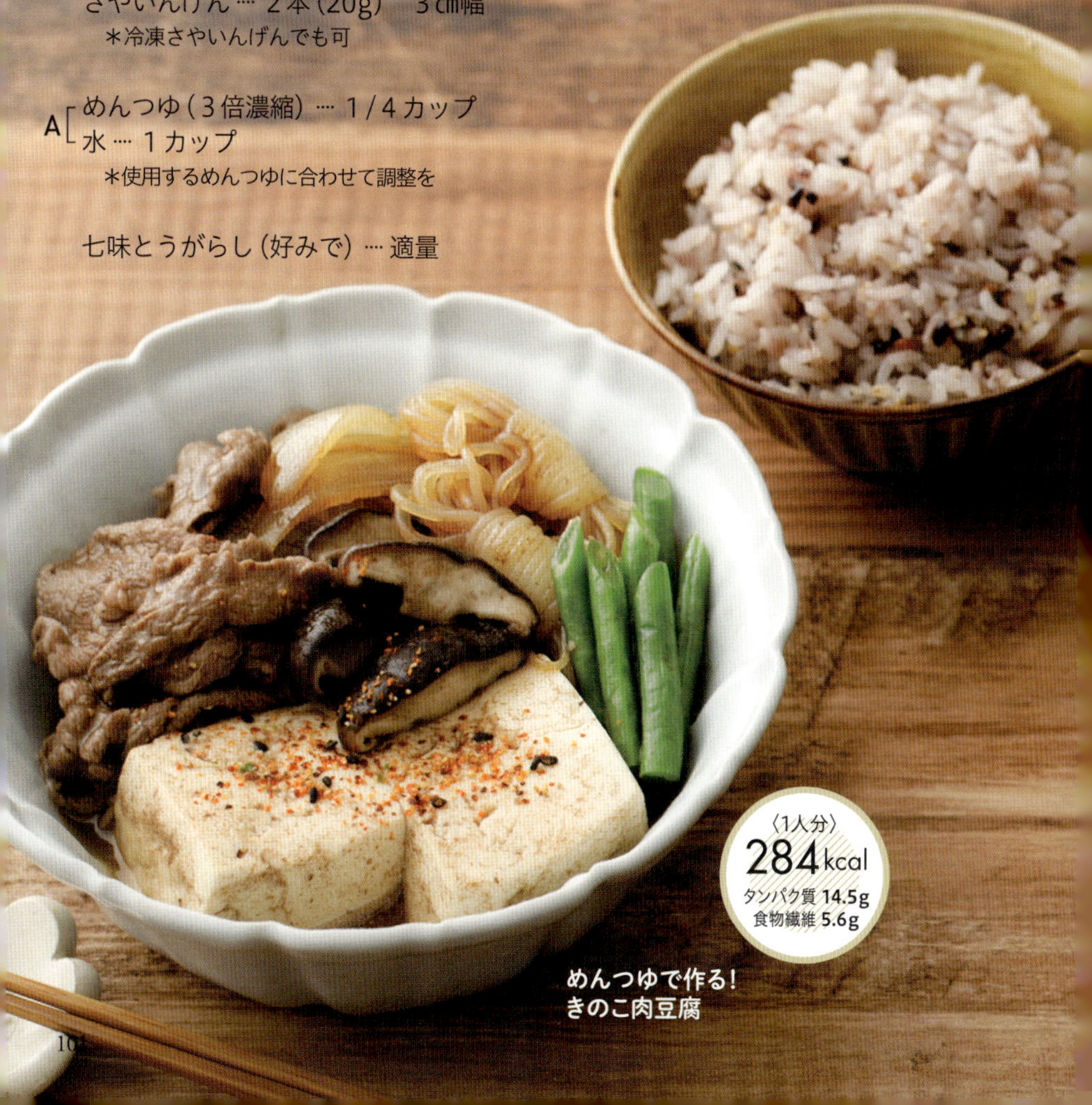

〈1人分〉
284kcal
タンパク質 14.5g
食物繊維 5.6g

めんつゆで作る！
きのこ肉豆腐

夜の献立／魚

Dinner

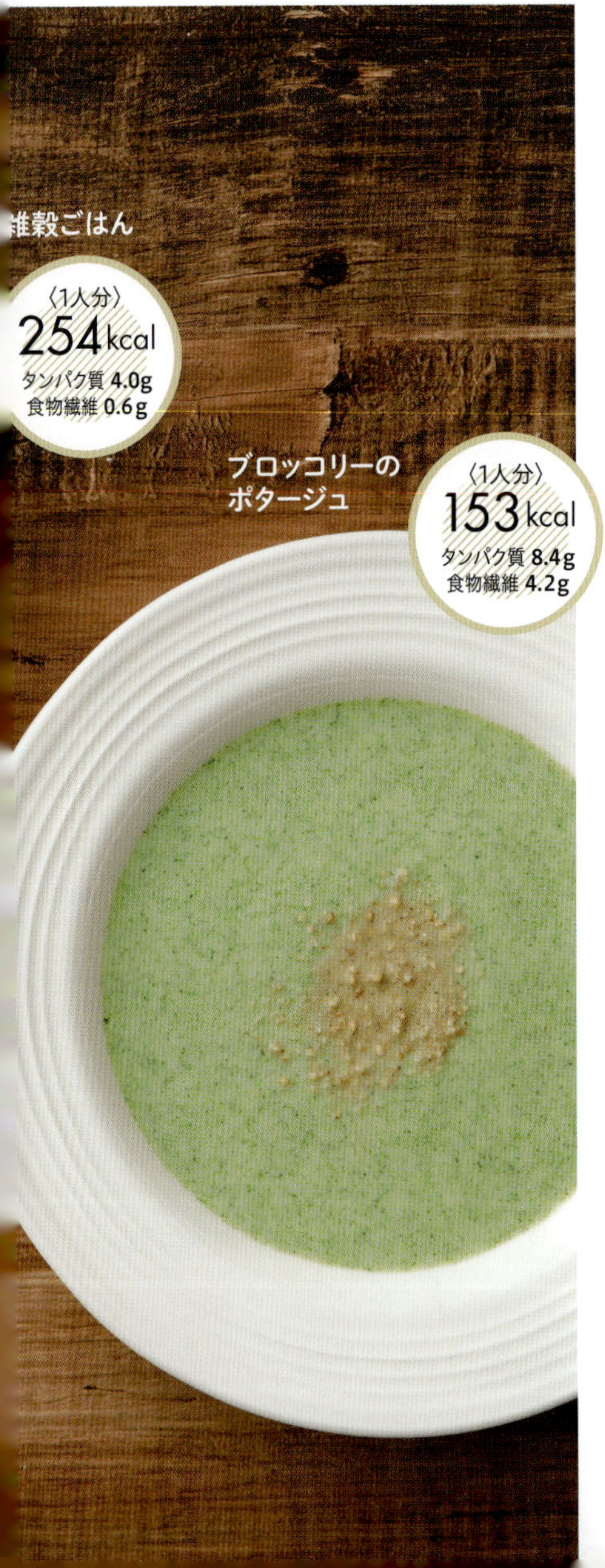
雑穀ごはん
〈1人分〉
254kcal
タンパク質 4.0g
食物繊維 0.6g
ブロッコリーの
ポタージュ
〈1人分〉
153kcal
タンパク質 8.4g
食物繊維 4.2g

ブロッコリーのポタージュ

材料(2人分)

玉ねぎ…… 1/4個(50g)　薄切り
バター…… 大さじ1/2
ブロッコリー(冷凍)…… 150g
　＊ほうれん草、枝豆、そら豆などでもアレンジ可
水…… 1/2カップ

コンソメスープの素(固形)…… 1個
牛乳…… 1カップ
　＊豆乳でも可
みそ…… 大さじ1
塩…… 適量
白こしょう…… 適量
白すりごま…… 1g

作り方

1 鍋にバターと玉ねぎを入れ、中火で炒める。玉ねぎがしんなりしてきたら弱火にする。
2 1にブロッコリーと水を入れ中火で煮て、ミキサーにかける。
3 2を鍋に戻し入れ、弱火で火にかけてコンソメスープの素と牛乳をゆっくり回し入れる。沸騰させないように注意する。
4 火を止めてみそを溶かし入れ、塩、こしょうで味をととのえる。
5 器に盛り、すりごまを振る。冷蔵庫で冷やしてもおいしい。

雑穀ごはん (2人分)300g

サケの洋風ホイル焼き

材料（2人分）

サケの切り身 …… 2切れ（160g）

A
- 玉ねぎ …… 1/4個（50g）　薄切り
- パプリカ（赤・黄）…… 各20g　薄切り
- ピーマン（小）…… 1個（20g）　薄切り
- マッシュルーム …… 1～2個（20g）　薄切り
- にんにく …… 1片　薄切り

オリーブ油 …… 大さじ2

B
- 白ワイン …… 小さじ2　＊酒でも可
- 塩 …… 小さじ1/4
- 黒こしょう …… 適量
- ローズマリー …… 適量

レモン（好みで）…… 適量　くし形切り

作り方

1 アルミホイルにオリーブ油をぬり、サケ、Aをのせて Bを振りかけ、アルミホイルの口を閉じる。

2 フライパンに1を並べて中火で熱し、グツグツ音が出てきたら、弱火にして15～20分蒸し焼きにする。

3 器に盛り、好みでレモンを添える。

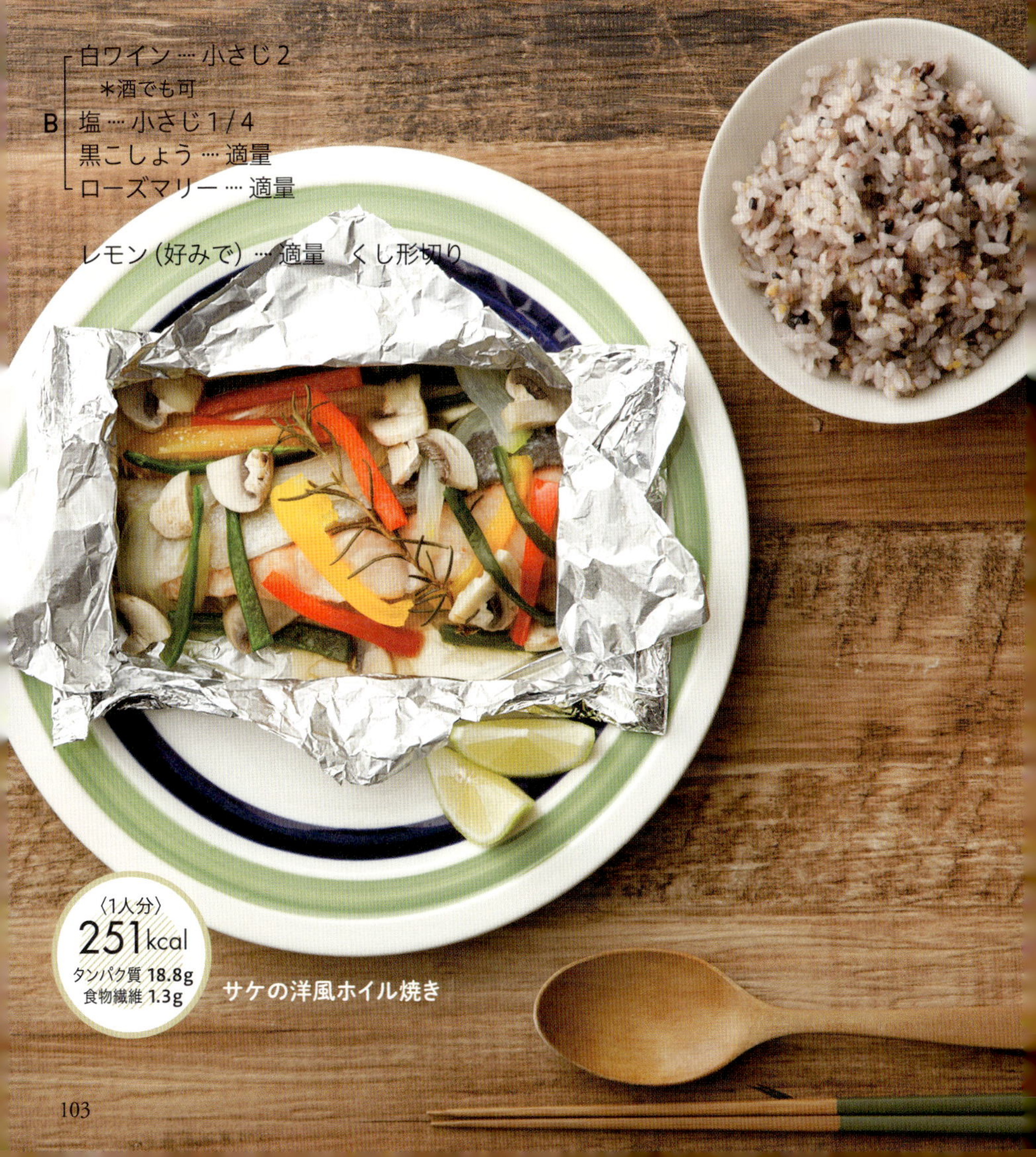

〈1人分〉
251kcal
タンパク質 18.8g
食物繊維 1.3g

サケの洋風ホイル焼き

夜の献立／卵

Dinner

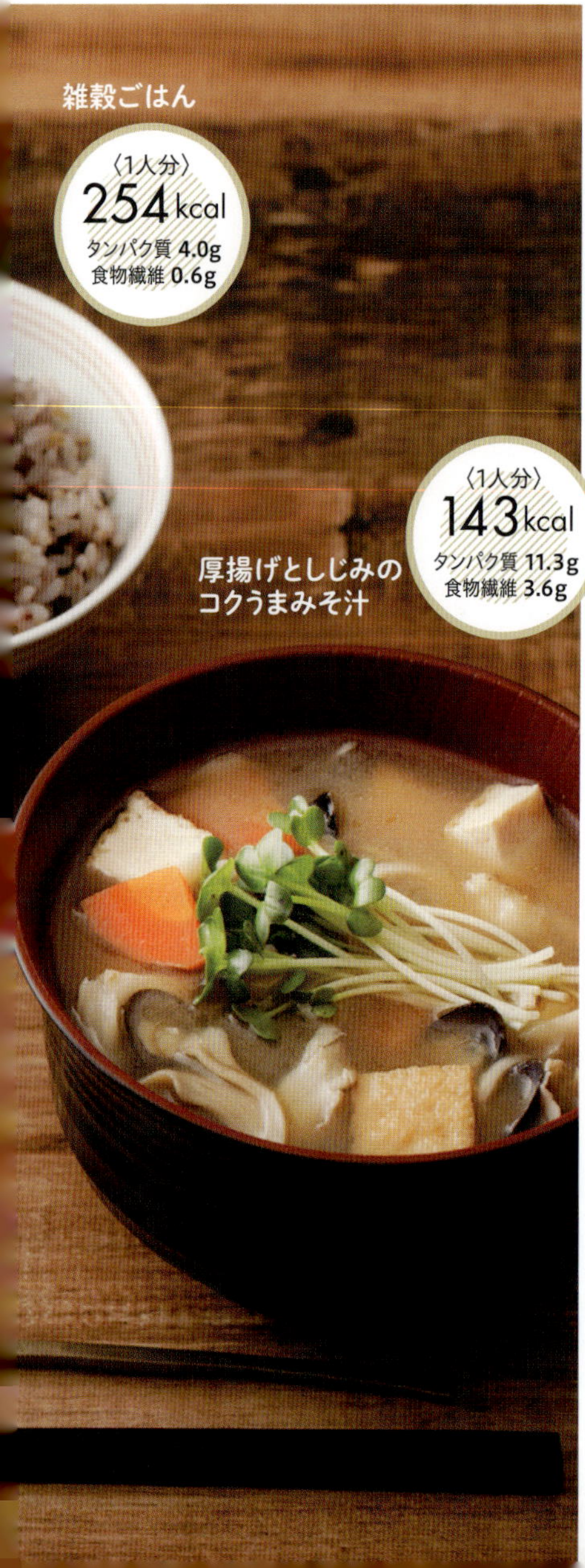
雑穀ごはん
〈1人分〉
254kcal
タンパク質 4.0g
食物繊維 0.6g
厚揚げとしじみの
コクうまみそ汁
〈1人分〉
143kcal
タンパク質 11.3g
食物繊維 3.6g

厚揚げとしじみのコクうまみそ汁

材料（2人分）

厚揚げ …… 100g　油抜きをして1㎝角
しじみ（砂抜き済み）…… 50g
にんじん …… 1/4本（50g）
　いちょう切り
まいたけ …… 1袋（100g）　小房にわける
かいわれ大根 …… 30g

だし汁 …… 3カップ
みそ …… 大さじ1と1/2

作り方

1 みそを2倍量のだし汁で溶いておく。
2 鍋に残りのだし汁を入れて火にかけ、温まったらかいわれ大根以外の具材を入れて中火で火が通るまで煮る。
3 火を止め、1を加えて混ぜる。再び火をつけて沸騰直前に火を止め、器に盛りかいわれ大根をのせる。

雑穀ごはん（2人分）300g

簡単砂抜き法

1 水道水でしじみをこすり洗いする。
2 平たいバットまたはボウルに1と45～50度のお湯（指が入れられる程度）を貝がひたる程度に入れて10～15分置く。

和風かに玉あんかけ

材料(2人分)

A
- 卵 …… 4個　溶いておく
- カニ缶 …… 1缶(50g)
  ＊ツナ缶などでも可
- 枝豆(ゆでたもの) …… 20g
  さやから出す
  ＊冷凍枝豆でも可

水菜 …… 1/2束(100g)　3㎝幅
サラダ油 …… 大さじ2

B
- だし汁 …… 1カップ
- 塩 …… 2つまみ
- しょうゆ …… 小さじ1

水溶き片栗粉 …… 水・片栗粉各小さじ2

作り方

1 ボウルにAを入れてさっくり混ぜる。
2 フライパンにサラダ油を大さじ1入れて中火で熱し、1を流し入れ、大きくかき混ぜながらふんわり火を通して器に盛る。
3 2のフライパンにサラダ油大さじ1を足して熱し、水菜を炒める。Bを加えて一煮立ちさせる。水溶き片栗粉でとろみをつけ、2にかける。

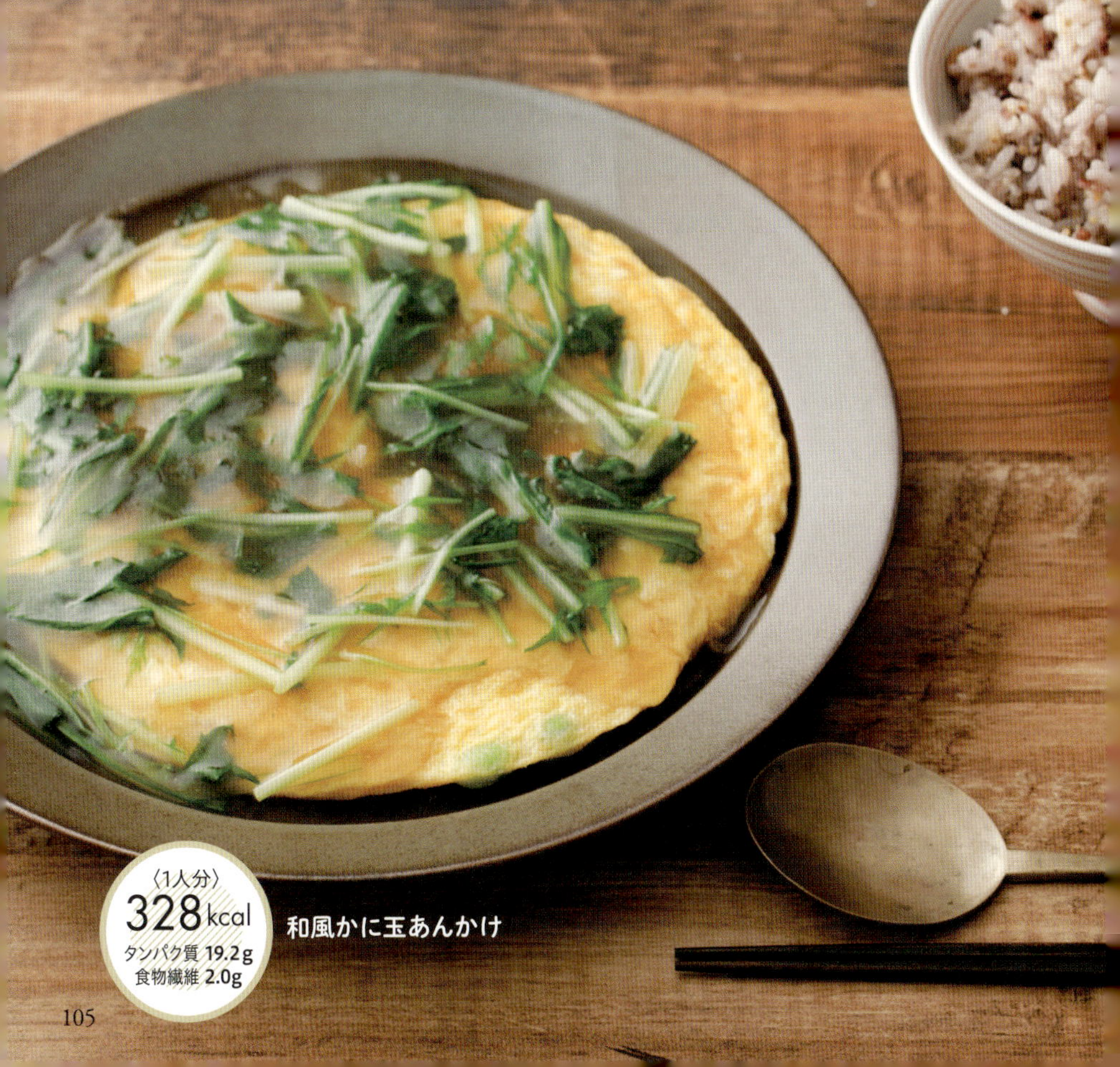

〈1人分〉
328kcal
タンパク質 19.2g
食物繊維 2.0g

和風かに玉あんかけ

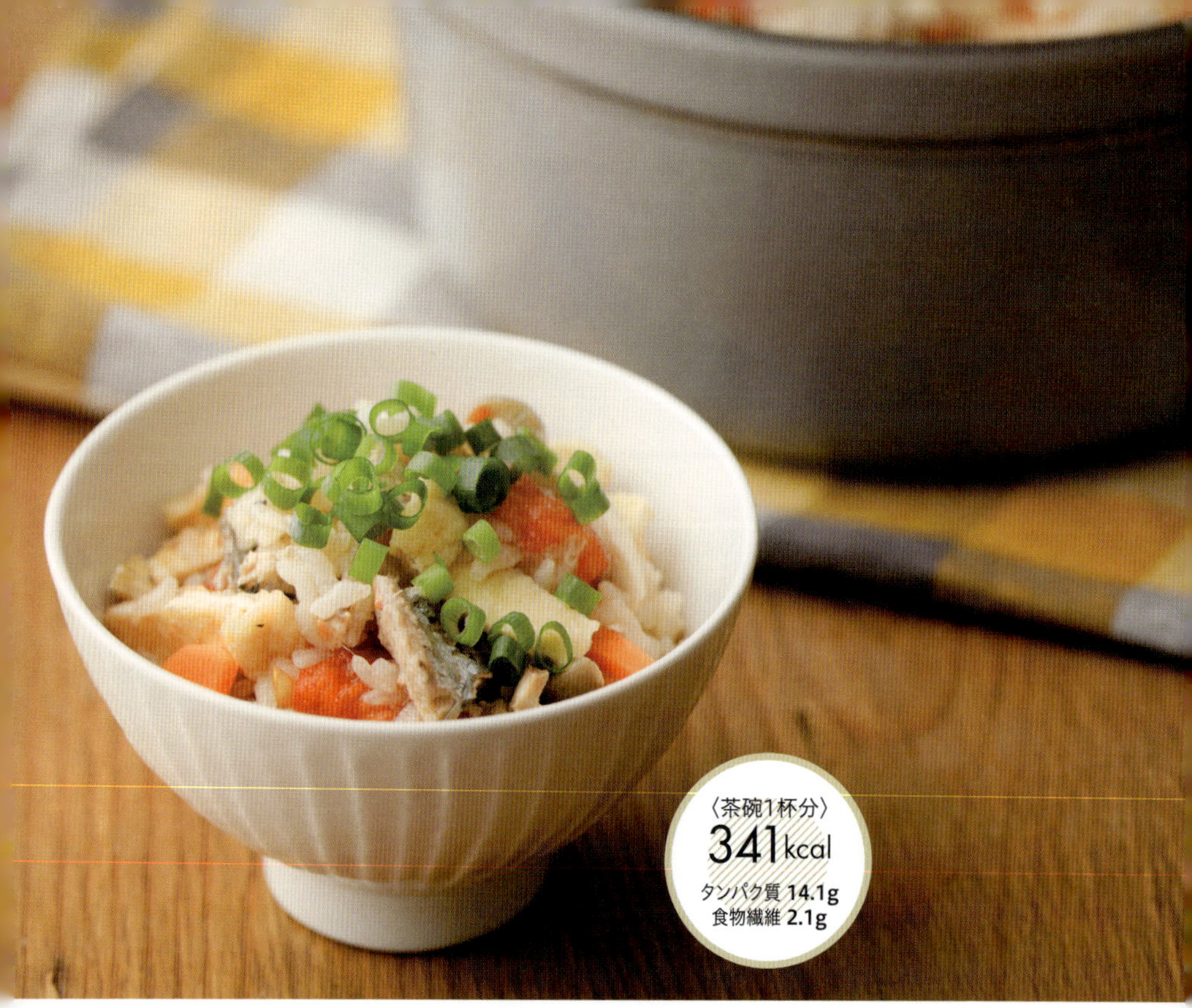

〈茶碗1杯分〉
341kcal
タンパク質 14.1g
食物繊維 2.1g

サバ缶のトマト炊きこみごはん

材料（茶碗約5杯分）

サバ水煮缶 …… 1缶（190g）
トマト …… 1個（200g）
A
にんじん …… 1/2本（100g）　いちょう切り
しめじ …… 1袋（100g）
　石づきを取り小房にわける
油揚げ …… 1枚（20g）　油抜きをして細切り
白米 …… 2合
　＊雑穀を入れても可
B
水 …… 390mℓ
　＊通常の分量より少なめにする
酒 …… 大さじ2
しょうゆ …… 大さじ1
サバ水煮缶の汁 …… 適量
塩 …… 適量
あさつき …… 適量　小口切り

作り方

1 米を研ぎ、炊飯器に米とBを入れる。
2 1にAをのせ、最後にサバの水煮とトマトをそのままのせて炊く。
3 炊き上がったら蒸らしてから塩を入れて味をととのえる。よく混ぜて器に盛り、あさつきをちらす。

Point

おにぎりにするのもおすすめです。サバ缶は生のサバよりもビタミンDやカルシウム、鉄などの栄養素を多く含みます。

もっと簡単にみそ汁を作るには

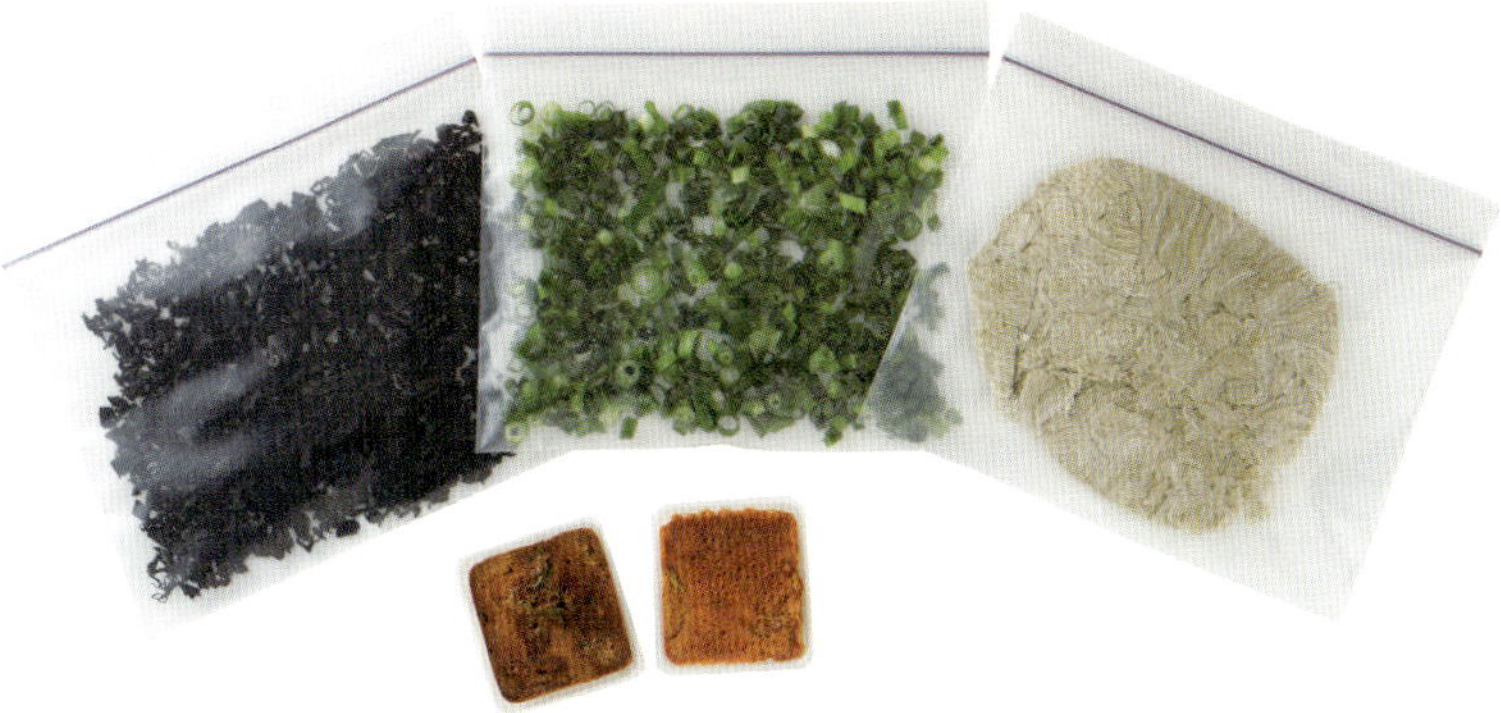

忙しいときや疲れているときは無理をせず、フリーズドライのみそ汁を活用しましょう。フリーズドライの小松菜や乾燥カットわかめ、とろろ昆布などをいっしょに加えると栄養価も上がります。食べるときは湯を加減して味の濃さを調整して下さい。通常のみそ汁より栄養価は下がりますが、ほかの食事で栄養バランスを調整できれば大丈夫。

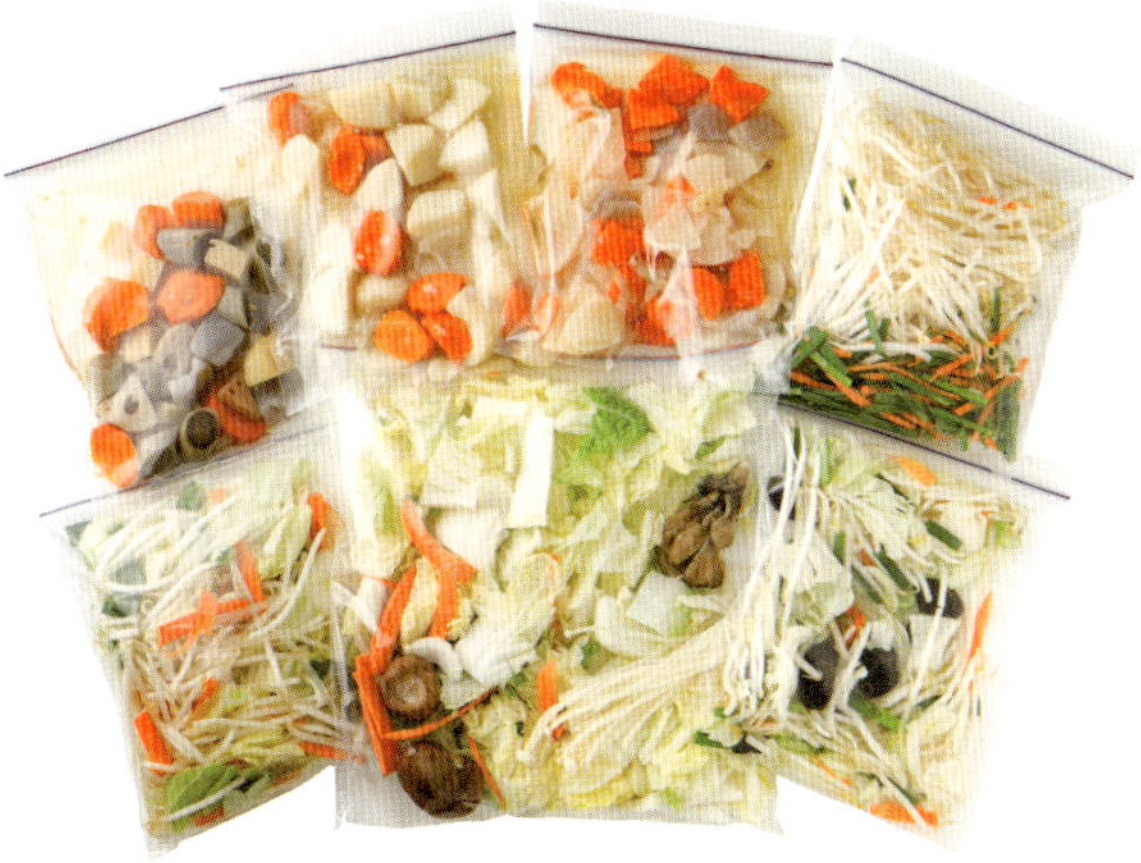

野菜を切るのが面倒……。そんなときは、市販のカット野菜が心強い味方になってくれます。「ミックスもやし」「カットねぎ」から「豚汁用」「ラーメン用」「カレー・シチュー用」「野菜炒め用」までスーパーで気軽に手に入ります。ダイエットは続けることが大切。気分が乗らないときは無理をせず、カット野菜に頼りましょう。

column

ビュッフェでサラダコーナーに直行するのはNG

ダイエット中でもビュッフェを楽しみながら、おいしく代謝を高める攻略法をご紹介します。

それは最初に全体を一度見渡して、どんな料理があるのかを確認すること。野菜を加熱した料理があれば、サラダよりもそちらを優先して取ります。生野菜より火が通った野菜のほうがたくさんの量を摂れるからです。

ぜひ選んでほしい料理は、魚介の料理、スペアリブやローストビーフなど。普段家庭では食べないものをここで存分に楽しみながら、肉や魚、卵などのタンパク質源を補給します。その後は副菜をチョイス。ビュッフェの場合、副菜のバリエーションが豊富なので活用するといいですね。反対に、汁ものは味が濃く塩分を摂りすぎることもあるので、無理に選ぶ必要はありません。そして最後に主食を取りましょう。全体の食事量と胃袋と相談しながら、取る量をコントロール。これでオリジナルの定食メニューが完成します。

ビュッフェならではの料理を楽しみながら、上手にダイエットに活用しましょう。

4章

こんな勘違いが
ダイエットを
失敗させる

停滞期に入ってしまった。もっと食事を減らさないと……

停滞期の捉え方と過ごし方でダイエットの結果は変わります。過去のダイエット歴、もとの体重や体型、体質も影響するので、厳密な数字は出せませんが、**停滞期は3か月間のうちに1～2回訪れるもの。**これは体を守る働き（ホメオスタシス機能）が働いて起こります。ホメオスタシス機能とは、外からのさまざまな影響を受けても、体温や血液量などを一定範囲に保つ働きのことをいいます。食事制限でエネルギー摂取量が減ると体は現状維持しようとして、いまの体重に順応するのに時間を必要とします。それが体重の減少をいったん食い止める停滞期です。

1か月で体重が5％以上減ると、ホメオスタシス機能が働くといわれています。例えば50kgの人なら2.5kgが5％になるので、1か月でマイナス3kgぐらいが減量限度の目安。それ以上は減らしすぎです。最初に頑張りすぎると体は「これ以上は危険！」と警告し、それ以降頑固な停滞期に突入してしまいます。

停滞期が来ると、さらに食事量を減らしたり、運動量を増やしたりする方がいますが、これも危険。食べる量が減れば内臓力が下がり、代謝力も落ちるので本末転倒です。焦るとストレスもたまってダイエットを諦めてしまうことも。ダイエットに成功しやすい人は、いまやっていることを継続できる人。停滞期で焦ってやり方を変えたり止めたりせず、体がダイエットモードに順応してきている時期と考えましょう。減量期と順応期は同じくらいの期間続くと考えておけば気もラクになります。体が順応してくると体重はストンと落ち始めますから安心してください。

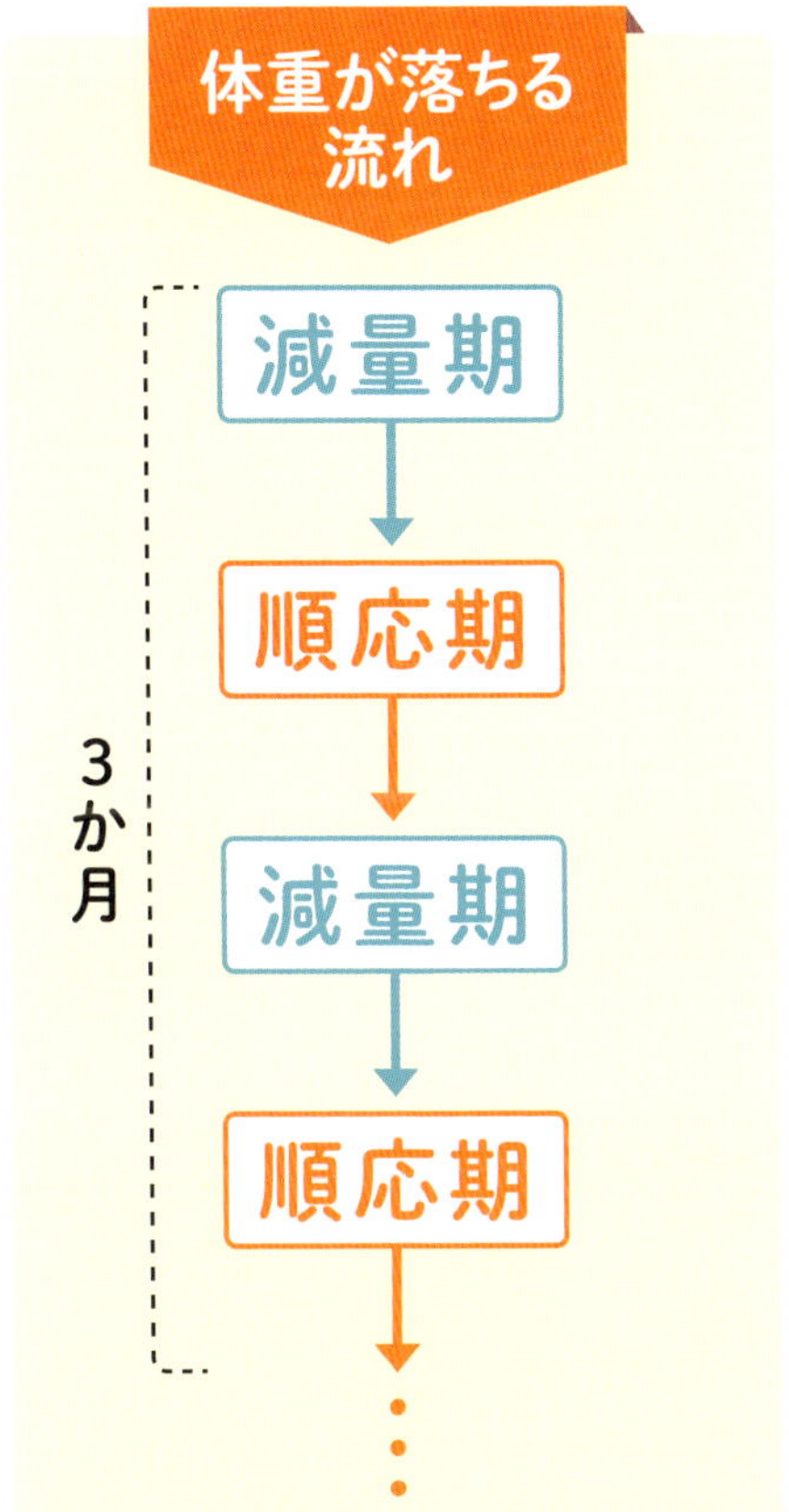

停滞期は減量した状態に体が適応するための「順応期」。やせた状態を定着する期間と考えて、これまでと同じダイエット法をじっくり続けよう。焦ってダイエット法を変えると内臓力も落ち、リバウンドの引き金になる。

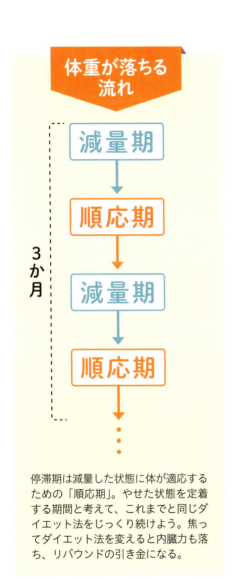

糖質制限ならお肉も食べていいし食欲が満たされるかも

ここ数年ブームが続いている糖質制限ダイエット。最初は勢いよく減量できる人もいますが、長期間続けられずに結局リバウンドしてしまった、という声も多く耳にします。

そもそも1〜2週間で体重が減る要因と考えられるのはおもに脱水。糖質を摂らないと、体内に貯蔵されたグリコーゲンと呼ばれる糖が使われ始めます。グリコーゲン1gは約3gの水とくっついているので、糖質制限をするとその分の水分が減り、早い段階で体重を減らせるのです。でも、水は体の構成や栄養素の循環、体温の維持、代謝など、生命維持に欠かせないもの。このやせ方は体に負担がかかります。

しかも内臓力が低下している人にとっては、タンパク質源の消化も負担です。糖質さえ制限すれば肉を好きなだけ食べてもいいと喜ぶ方がいますが、まずは内臓力を取り戻すことが先決。そのために「ごはん+汁もの」の食事を意識するほうが大事、と私は思っています。

糖質から摂るエネルギーを45％以下にした食事と、健康的といわれる食事の体重減少効果を検証したものがあります。じつは、どちらもほとんど差がありませんでした。通常の食事は糖質源だけを食べるわけではありません。タンパク質源や野菜もいっしょに食べますし、糖質なしでは食欲コントロールができなくなります。糖分を摂って血糖値を上げないと、満腹中枢が刺激されずいつまでも満腹感が得られない、というデメリットがあるのです。

どうしても気になる場合は、夜だけごはんの量を20％ぐらい抑える程度に。それ以上は全体の栄養バランスが崩れるのでおすすめしません。

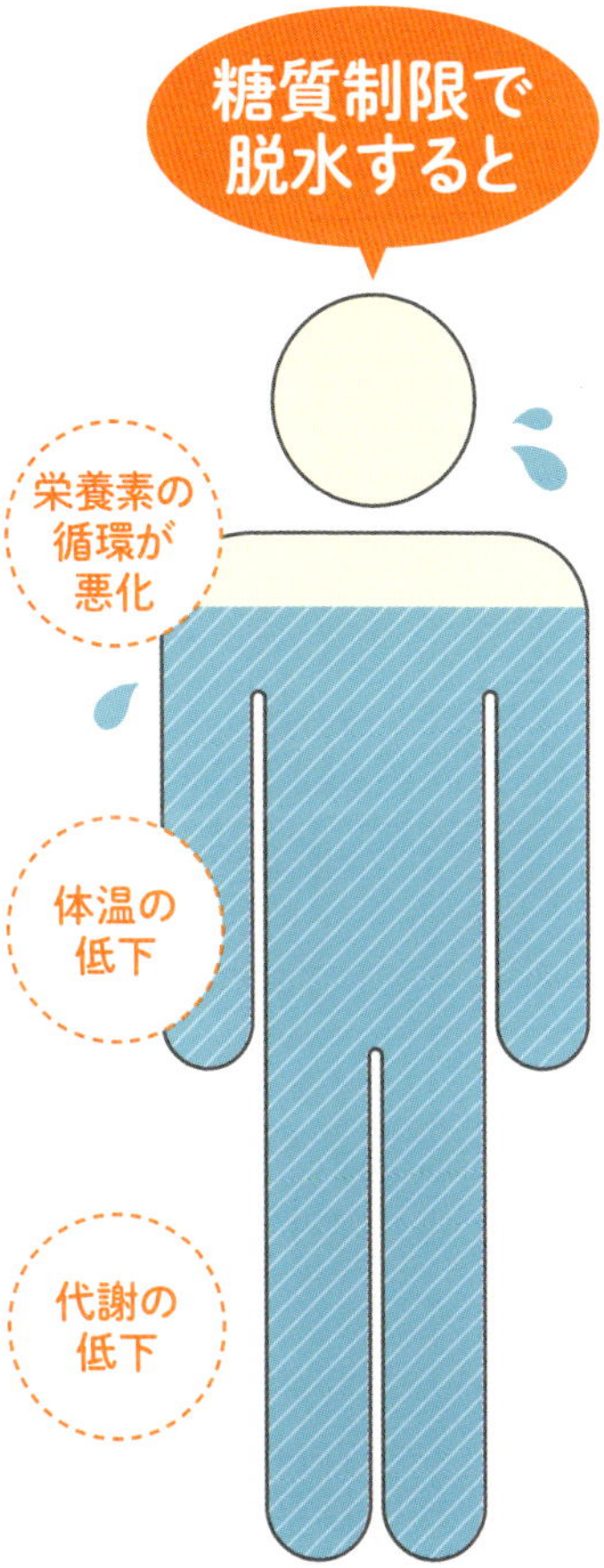

糖質制限で体重が落ちるのは脱水状態になるから。すると体重が落ちるのと引き換えに、栄養素の循環機能や体温や代謝が落ちるので内臓力も悪化。どんどんやせにくくなっていく。

脂肪は絶対悪。脂質も体脂肪もとにかく減らしたい！

「体脂肪は少ないほどいい」と思っている方がほとんどではないでしょうか。

みなさん脂質や体脂肪を毛嫌いしますが、体にとっては欠かせない組織で、内臓などの体の組織をクッションのように守る働きもしています。

確かに、不要にたまった脂肪はダイエットで落とすべきですが、女性の場合、20～25％ぐらいの体脂肪率であれば問題ありません。むしろここ数年、若い女性のやせすぎが増加しており、厚生労働省もその多さを指摘しているほどです。

体脂肪の量が極端に減ると、2つの理由で代謝が低下していくのでダイエットにもよくありません。

①体脂肪というエネルギー貯蔵庫に備蓄が少ないため、体は筋肉からエネルギーを作り出そうとします。そのため筋肉組織が分解され、筋肉がやせてしまうことに。体の熱を生み出す役割のある筋肉が減り、代謝が悪くなります。

②体脂肪は、エネルギーが燃えて生まれた熱である体温を保持する役割を担っています。裸より服を着たときのほうが体温を保つことができるように、体脂肪が少ないと体温が低下して、代謝が低下。筋肉が縮こまり、血流まで悪くなっていき冷え性の原因にもなります。

このように熱が生み出せず、さらに保温もできない体になるので代謝は低下する一方です。

脂肪を燃やせないうえに不健康な体になっては、やせたとしても美しくありません。必要な脂肪は維持しながら健康的な体を目指しましょう。

体脂肪はダイエットに不可欠

筋肉維持 × 体温維持

体脂肪がエネルギー貯蔵庫の役割を果たすから、筋肉が分解されるのを防げる。体温を維持する役割もあり、体脂肪なしでは代謝力がどんどん落ちていく。

一般的には体脂肪が 17.5％を下回ると生理が来なくなるといわれ、不妊症の引き金に。脂質は女性ホルモンの材料で、体脂肪率が低くなると女性ホルモンの一つであるエストロゲンの分泌が低下。エストロゲンは骨密度の維持にも関与し、分泌量が減ると骨粗しょう症の原因にもなる。極端なダイエットで体脂肪を落とすのには注意が必要。

2ℓの水を飲むのが日課。モデルがやってるしやせそう

「たくさん水を飲むほどやせる」「代謝が上がってきれいになる」という話に科学的根拠は残念ながらありません。水分は、大きく「食事」「飲料」エネルギーを代謝するときに作られる「代謝水」の3つから摂取しています。

汁ものを含む3食をきちんと食べていれば、食事から600〜900㎖の水分が摂れます。 150gのごはんのなかにはおよそ90㎖、みそ汁1杯にはおよそ200㎖弱、体内活性みそ汁なら400㎖弱もの水分が含まれています。つまり、1食のごはんとみそ汁だけで約300〜500㎖も摂れるのです。パンは水分量がごはんよりも低いのですが、スープやフルーツなどを組み合わせるとよいでしょう。

加えて、水やお茶やコーヒーといった飲料からはおよそ1.2ℓ。さらに代謝水は300㎖ぐらいあるので、わざわざ水をたくさん飲まなくても、普通に生活するだけで2.5ℓの水を摂れているのです。

食事前に炭酸水を飲んでおくと空腹が抑えられて食べすぎない、というダイエットがありました。でも、**食事前や食事中に大量に水分を摂るのはおすすめできません。**胃液などの消化液が水分で薄まってしまい、本来の消化機能を活かせず、消化不良、腹痛になるからです。偏った食べ方や咀嚼《そしゃく》不足などで消化力が衰えている方が多いのに、水を大量に飲むとさらに消化が悪くなります。

過剰な水分摂取で体液が薄まって、体内のミネラルバランスが悪くなる「低ナトリウム血症」や「水毒症」でめまいや貧血を起こすおそれも。飲料からの水分補給だけではなく、食事を意識して健康的なダイエットに取り組んでください。

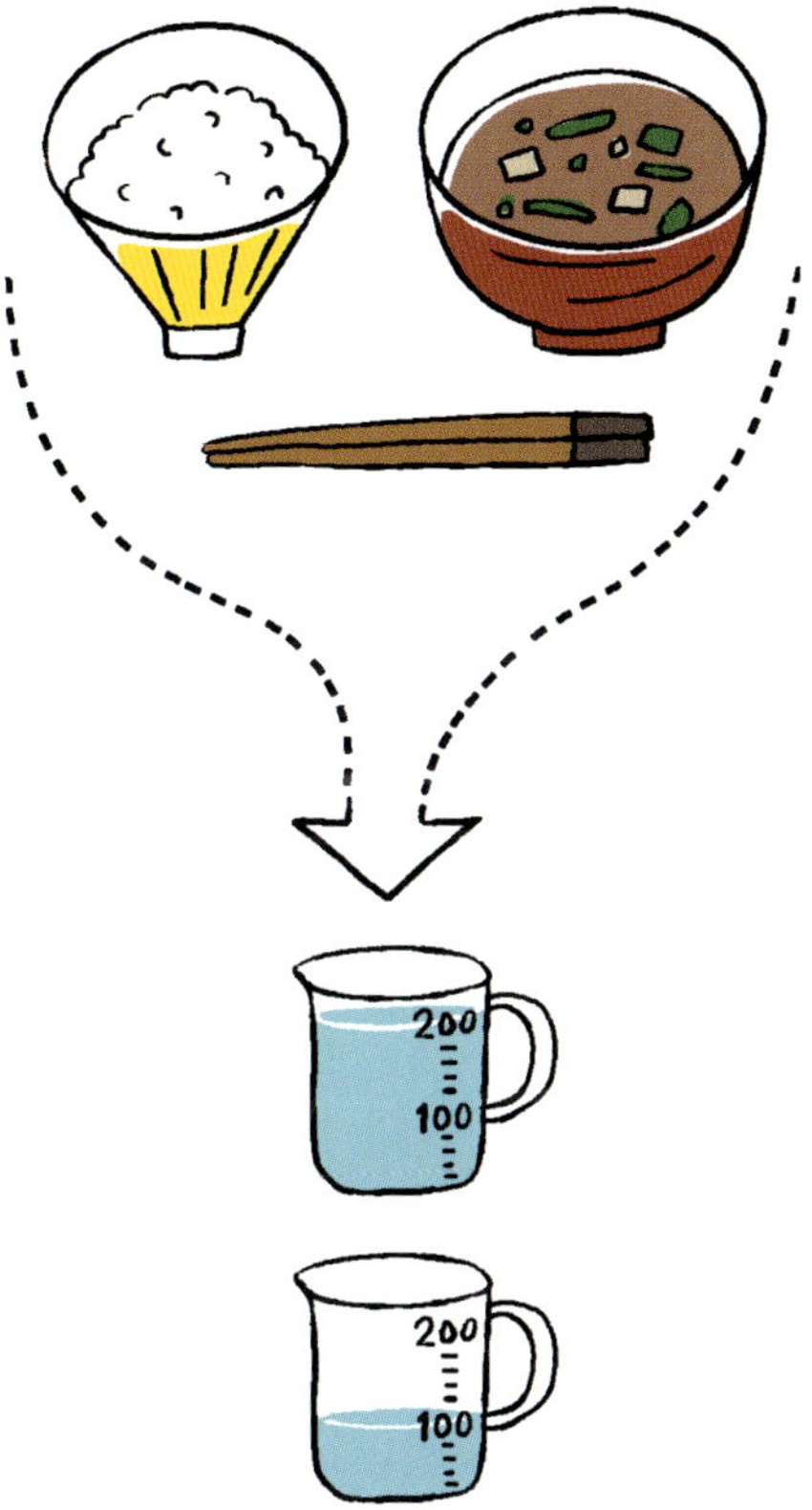

ごはんとみそ汁をたった一回食べるだけで、約 300ml も水分を摂取できる。これにお茶や水をコップ 1 杯添えたら、それだけで 500ml 弱の水分を摂ったことに。きちんと食事を摂っていれば思っているよりもたくさんの水を補給できる。

食事も水も減らしたのに体重増。太りやすい体質かも

「食べてないのに太る」「水を我慢しても太る」という方が意外と多くいます。みなさん申し合わせたように「太りやすい体質で……」といいますが、単にむくみが原因のことも少なくありません。手の甲を軽くつまんで3秒以上跡が消えなければむくんでいる証拠です。

むくみは水分や塩分の摂りすぎ、内臓の病気のほかに、栄養不足とも関係しています。なかでもタンパク質が不足すると、血液中の「アルブミン」と呼ばれるタンパク質が不足します。アルブミンは、ホルモンやカルシウム、ビタミンなどを全身に運び、不要なものを回収するのが仕事です。この回収作業の際に余分な水分も抱きこんで排出してくれます。しかし、過度なダイエットでタンパク質が少ない食事をしているとアルブミン値が低下して、体内に水分がたまってむくみやすくなるのです。

アルブミン値は血液検査で栄養状態を判断する指標に使われるくらい体に必要なも

の。しかし極端なダイエットのせいでアルブミン値が低い女性が急激に増えているといわれています。むくんだりやせにくかったりするのは、無自覚の栄養不足が原因かもしれません。

栄養不足によるむくみの場合は、カロリー制限をせず、タンパク質を意識した食事をきちんと摂るようになると**徐々にアルブミン値が安定し、1週間ぐらいでむくみが解消します。**「食べてないし飲んでないのにむくむ」という方は、食事の内容を再チェックしてみましょう。

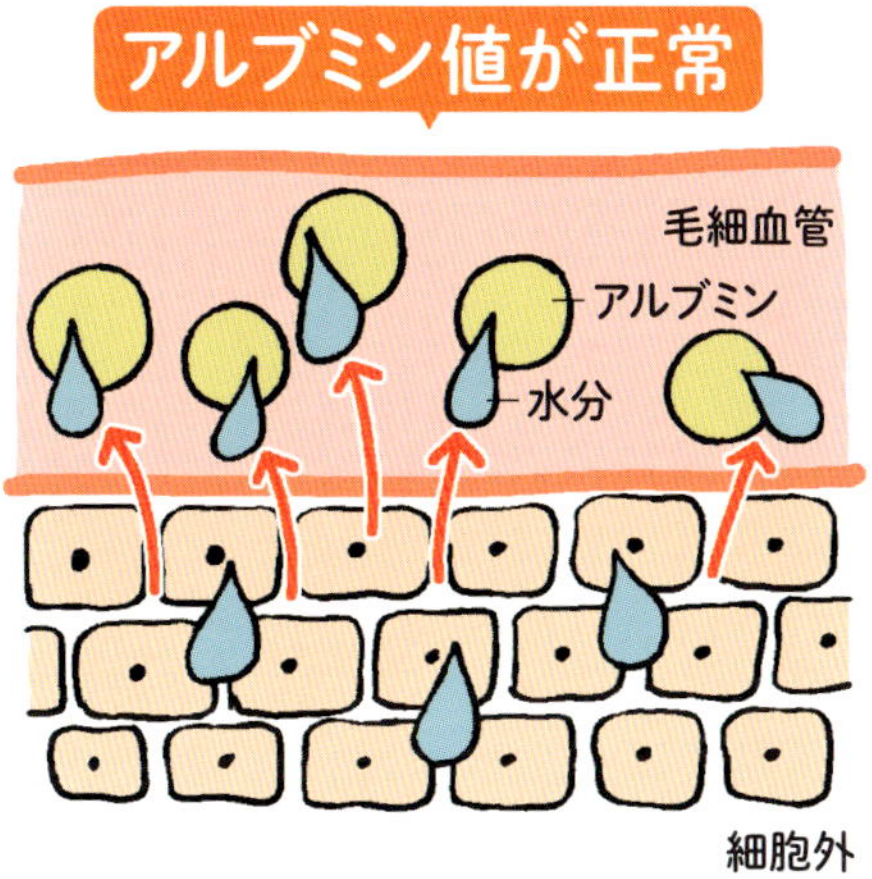

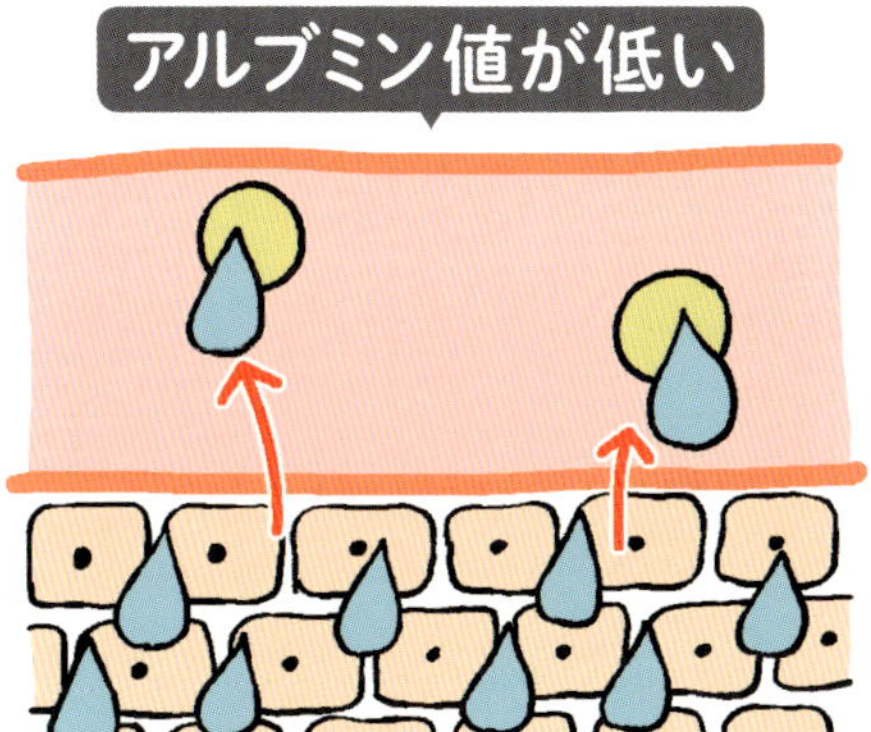

余分な水分はアルブミンによって血管内に運ばれて排出される。しかし、タンパク質不足でアルブミン値が低下すると水分は排出しきれず、血管外にたまってしまう。これがタンパク質不足でむくみが生じる原因。

ダイエット中はノンオイルドレッシングとオメガ3にかぎる！

「良質な油ならとっても大丈夫」「ノンオイルドレッシングなら安心」など、「あぶら」に関する誤解は尽きません。

「あぶら」は大きく「飽和脂肪酸」と「不飽和脂肪酸」の2種類に分類できます。「飽和脂肪酸」は常温では固形状の、肉の脂身、バターやラードなどの脂。もう一方の「不飽和脂肪酸」は、植物の種子や青魚などに多く含まれる、液体状の油。「血液サラサラ効果があって良質」と話題を集めたのは、不飽和脂肪酸のなかのオメガ3です。でもこの**オメガ3、2018年7月にイギリスのイーストアングリア大学の研究調査から「心血管系に効果があるというのは、エビデンスが取れない」というデータが挙がりました。**そもそも不飽和脂肪酸も飽和脂肪酸もどちらも脂質で、1gあたり9kcalのエネルギーがあります。摂りすぎてもいいあぶらはまだないのです。

ではノンオイル調味料なら安心かというと、そうでもありません。油でコクを出せない代わりに、糖分や塩分を増やしたり別の調味料を使ったりして味を作っています。ですから好きなだけ使うと、逆に太ることもあるのです。

あぶらは体の潤滑油。本来、摂取エネルギーの20～30％は脂質から摂っても問題ありません。女性ホルモンの原料のほか、肌の潤いを保つ細胞膜にも使われています。月並みですが「あぶらは抜くのも、摂りすぎるのもダイエットの敵」が私の考え。料理では、1日大さじ1～2杯程度であれば種類は気にせず使えばいいと思っています。あぶらを毛嫌いしたり種類を気にしたりするよりも食生活そのものを見直すほうが大事です。

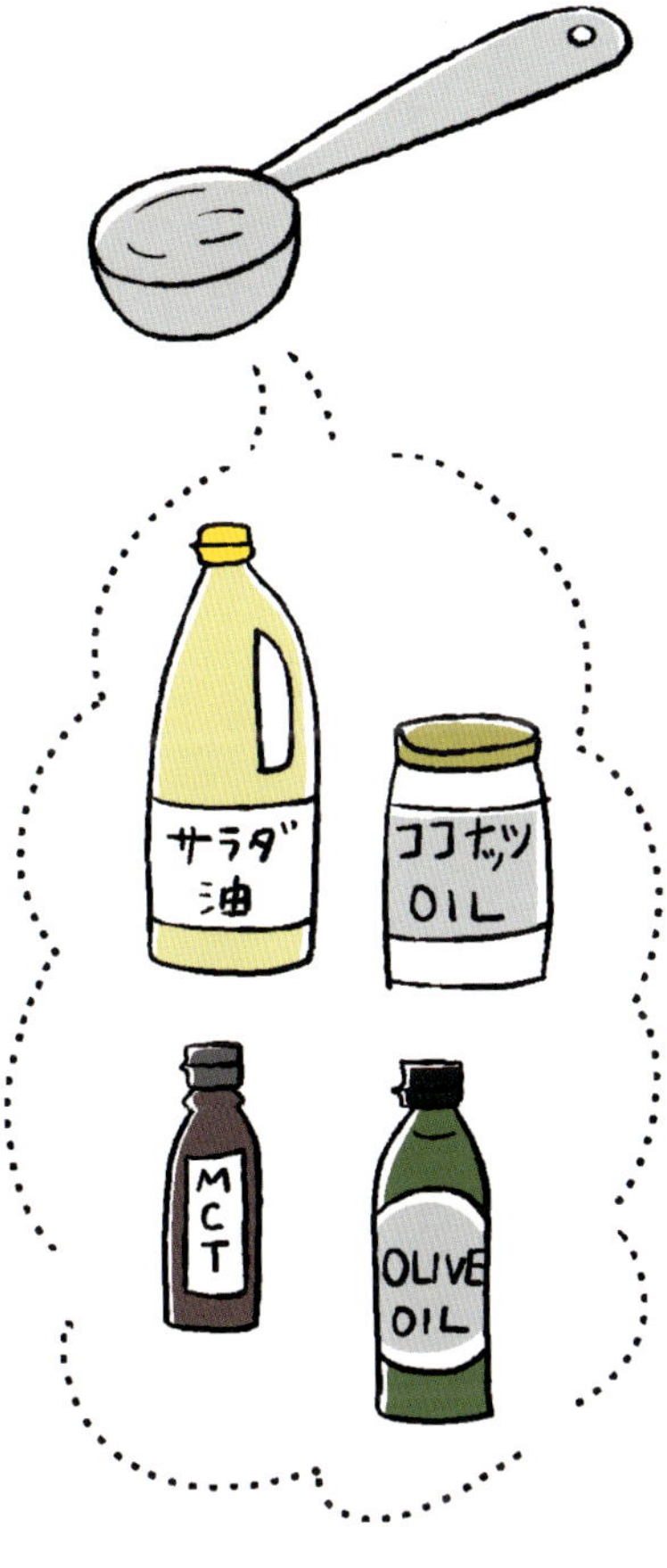

たくさん摂っても太らない「魔法のあぶら」は残念ながらまだない。抜いたり特定の種類だけ使ったりしないで、どんなものでもいいから適量を使うことがダイエット成功への近道。

あとがき

本書をお手に取ってくださりありがとうございました。

私が伝えたかったことは

●1週間でコントロールすれば、好きなものを食べてもよし
●日常生活のなかでやり続けられることを選択し、一つひとつ実践していきましょう
ということ。

極端ですが食べなければやせるので、体重を減らすこと自体はそう難しくはありません。しかし多くの人は、健康的にやせることと、減らした体重を〝おいしく食べながら〟維持し続けることで挫折します。ですからダイエット成功に必要なことは、特別なメソッドより継続できる方法。はやりではなく、一生続けられるかどうかでダイエット法を見極めれば、おのずとバランスのよい食事に行きつきます。

ただ、毎食バランスのよい食事を摂ることは難しい。だから1週間でコントロール

することと、継続できることを着実にこなすことが、じつは「食べながらやせる」カギなのです。

◎「わかっていても、うまくいかない」方が人生最後のダイエットにするために

英単語や英文法を知っていても英会話ができるかどうかは別ですよね。英会話ができるようになるには、話す訓練が必要。ダイエットも同様で、知識を増やすことより、生活で実践することが成功への近道です。

私のクライアントには、栄養やダイエット、料理の知識がある方もたくさんいます。それでも悩むのは、知識と実生活が結びついていないからだと日々感じます。そこで、目的や悩みに合わせて、実践できることを具体的にご提案するのが私の仕事です。本書は食事サポートの事例をもとに、状況別の対処法もご紹介し、取り入れやすいようにしました。

本書を通して、食べることの大切さを感じていただけたら、こんなにうれしいこと

はありません。

私自身、極端なダイエットで摂食障害に苦しんだ経験があります。とにかくやせたくて単品ダイエットもカロリー制限も試しました。しかし体重が減ってもすぐにリバウンドし、いつも悩みが尽きません。大学では栄養学を学び、きちんと食事を摂ったので15kgやせましたが、今度は知識がつくほど数値が気になり必死に食事コントロールをするように。

それを続けていたら、強いストレスが引き金で過食症になりました。食べては罪悪感に苦しみ、ふと「つらいなら食べなければいい」と食事を拒否するようになったのです。そのまま拒食症になり、一時期は1日の摂取カロリーを100kcalに制限。体脂肪率5%、体重30kg台、いちばん体重があったときから23kg減りました。やせすぎて寝ても骨が痛く、肌は荒れ、髪の毛が抜けたり爪が割れたりと体はボロボロ。「食べないと」と思ったときには内臓力が落ちていて食事を受けつけず、苦しい毎日でした。

摂食障害は無縁と思う人も多いでしょう。しかし、世の中はやせ志向が強くさまざまなダイエット法があふれています。いきすぎて摂食障害になる人も珍しくはありません。だから自分の体が持つ内臓力を使って食べることがいかに大切かを多くの方に伝えたいのです。

最大限手を抜きながら、おいしく食べられる本書の食事なら、シンプルで手間いらず。まずは1週間、チャレンジしてみませんか？

最後になりましたが、今回、モニターにご協力くださった皆様、デザイン、料理撮影などご協力いただいた皆様、編集の小元様、蓮見様、本当にありがとうございました。

ダイエットに悩む方々のお役に立てることを願って。

2019年1月

三城　円

おもな参考文献・参考資料（順不同）

・菱田明ほか 『日本人の食事摂取基準 2015年版』 第一出版（2014）
・松本仲子 『調理のためのベーシックデータ 第5版』 女子栄養大学出版部（2018）
・佐々木敏 『佐々木敏の栄養データはこう読む！』 女子栄養大学出版部（2015）
・佐々木敏 『佐々木敏のデータ栄養学のすすめ』
女子栄養大学出版部（2018）
・寺田新 『スポーツ栄養学』 一般財団法人 東京大学出版会（2017）
・坂井建雄ほか 『カラー図解 人体の正常構造と機能 改訂第3版』 日本医事新報社（2017）
・坂井建雄ほか 『ぜんぶわかる 人体解剖図』 成美堂出版（2010）
・川端輝江 『オールカラー しっかり学べる！栄養学』 ナツメ社（2012）
・舘博 『図解でよくわかる 発酵のきほん』 誠文堂新光社（2015）
・車浮代 『1日1杯の味噌汁が体を守る』 日本経済新聞出版社（2016）
・松崎政三ほか 『三訂 臨床栄養管理ポケット辞典』 建帛社（2017）
・廣田孝子 『最新決定版 食材事典』 学研プラス（2016）
・NPO法人 日本ローカーボ食研究会 『正しく知る糖質制限食』 技術評論社（2013）
・津川友介 『世界一シンプルで科学的に証明された究極の食事』 東洋経済新報社（2018）
・細谷憲政ほか 『栄養管理のための人間栄養学』 日本医療企画（2005）
・細谷憲政 『人間栄養とレギュラトリーサイエンス』第一出版（2010）
・田原優ほか 『Q＆Aですらすらわかる 体内時計健康法』 杏林書院（2017）
・古谷彰子ほか 『時間栄養学が明らかにした「食べ方」の法則』 ディスカヴァー・トゥエンティワン（2014）
・日本摂食障害学会ほか 『摂食障害治療ガイドライン』 医学書院（2012）
・切池信夫 『クリニックで診る摂食障害』 医学書院（2015）
・安藤貴史：エネルギー消費量・摂取量の個人内・個人間変動から迫るエネルギーバランスの規定要因.
体力科学 67巻5号：327-344,2018
・近藤衣美ほか：基礎代謝・スポーツ活動に伴う代謝の変化. 臨床スポーツ医学 Vol.35,No.11,2018
・Du DONGDONGほか：習慣的味噌汁摂取の抗高血圧作用の機序. 日本醸造協会誌109巻 3号,2014
・Naude CE, et al. Low Carbohydrate versus Isoenergetic Balanced Diets for Reducing Weight and Cardiovascular Risk: A Systematic Review and Meta-Analysis. PLOS ONE 2014;9:e100652.
・Mozaffarian D, et al.Changes in diet and lifestyle and long-term weight gain in women and men. N Engl J Med. 2011 Jun 23;364(25):2392-404.
・Choo VL, et al. Food sources of fructose-containing sugars and glycaemic control: systematic review and meta-analysis of controlled intervention studies. BMJ 2018;363:k46-44
・Gardner SB , et al. Effect of Low-Fat vs Low-Carbohydrate Diet on 12-Month Weight Loss in Overweight Adults and the Association With Genotype Pattern or Insulin Secretion. The DIETFITS Randomized Clinical Trial. JAMA. 2018;319(7):667-679.
・Hurst Y, Fukuda H. Effects of changes in eating speed on obesity in patients with diabetes: a secondary analysis of longitudinal health check-up data. BMJ Open 2018;8:e019589.
・Mary M, et al. 100 % Fruit juice and measures of glucose control and insulin sensitivity: a systematic review and meta-analysis of randomised controlled trials. Journal of Nutritional Science 2017; 6:e59, 1-15
・Seidelmann SB, et al. Dietary carbohydrate intake and mortality: a prospective cohort study and meta-analysis.
Lancet Public Health 2018;3:e419–28
・Sasaki S, et al. Self-reported rate of eating correlates with body mass index in 18-y-old Japanese women. Int J Obes Relat Metab Disord. 2003 Nov;27(11):1405-10.
・Jakubowicz D, et al. Fasting until noon triggers increased postprandial hyperglycemia and impaired insulin response after lunch and dinner in individuals with type 2 diabetes: a randomized clinical trial. Diabetes Care 2015 Oct;38(10):1820-6.
・Wansink B, et al. Meal size, not body size, explains errors in estimating the calorie content of meals. Ann Intern Med. 2006 Sep 5;145(5):326-32.
・Lim SS, et al. Long-term effects of a low carbohydrate, low fat or high unsaturated fat diet compared to a no-intervention control. Nutr Metab Cardiovasc Dis. 2010 Oct;20(8):599-607.
・マルコメ株式会社HP 『「味噌は血圧を上げる」のウソ 味噌の血圧上昇抑制効果』
・上原誉夫『習慣的味噌汁摂取が血管年齢に与える影響』 第36回日本高血圧学会総会（2013年10月26日発表）
・厚生労働省 『国民健康・栄養調査』
・文部科学省 『日本食品標準成分表2015年版（七訂）』
・タキイ種苗株式会社HP 『2018年度 野菜と家庭菜園に関する調査』
・株式会社マーキュリー・ベースHP 『「緑玄米」と白米、発芽玄米との栄養価比較』

管理栄養士がパーソナルサポートを行う

「1週間で体が変わるプログラム」

あなた専属管理栄養士が食事のサポートを行っています。専門家が寄り添うため、より早く結果が出てモチベーションも維持できると好評です。パーソナルサポートなので自分だけの食事スタイルも見つけられます。

サポートをするのは、三城円が代表理事を務める「一般社団法人 日本パーソナル管理栄養士協会」に在籍する管理栄養士。全員が当協会の教育プログラムを修了しています。食分野唯一の国家資格・管理栄養士のなかでも、予防分野におけるパーソナルサポートを専門としたプロ集団です。

ダイエット難民を卒業したい方、もっとくわしく本書のメソッドを知りたい方、モチベーションが続くか不安な方はぜひ当協会HPよりお問い合わせくださいませ。

「一般社団法人 日本パーソナル管理栄養士協会」公式サイト

http://www.p-dietitian.or.jp/

三城円からのコメント

人は、体質はもちろん、好み、性格、価値観、目指す姿などそれぞれ異なります。同じご家族でも違いますよね。ですから多くの方の食事・健康サポートを行っていると、全員に当てはまる方法はないと感じます。

管理栄養士の仕事では、エビデンス（科学的根拠）を求められます。私は大学院で少しだけ研究に携わり、エビデンスの大切さも研究の重要性も感じていますが、エビデンスがすべてではないのです。

もちろん専門家として、エビデンスも大切にしつつ、目の前にいる人をみながら、実践できる情報に落としこんでお伝えするパーソナルサポートをつねに心掛けています。

三城円（さんじょう・まどか）
パーソナル管理栄養士。筑波大学大学院修士修了（体育学）。一般社団法人 日本パーソナル管理栄養士協会代表理事。食の相談窓口 San-CuBic（サンキュービック）代表。
オリンピック代表選手や大学駅伝部、タレントをはじめ、ダイエットしたい人、アスリート、摂食障害で悩む方々、のべ1万人以上の食事サポートを実施。雑誌やテレビの取材も多数。
食事制限など極端なダイエットが原因で約15年間、拒食症・過食症に苦しみ、最大23kgの体重差を経験。心と体がボロボロになったことで、消化・吸収を担う内臓は使わなければ衰え、やせる力もなくなっていくと実感。自身の経験をもとに「食べることへの罪悪感」「食べたくてたまらない気持ち」「食べられないつらさ」に寄り添いながら、食事の大切さと内臓力を高める食べ方を伝えている。

「一般社団法人 日本パーソナル管理栄養士協会」公式サイト
http://www.p-dietitian.or.jp/

「San-CuBic」公式サイト
http://www.san-cubic.jp

1週間で体が変わる
食べながらやせるすごい方法

2019年3月10日　初版印刷
2019年3月15日　初版発行

著者　三城　円
発行人　植木宣隆
発行所　株式会社サンマーク出版
〒169−0075　東京都新宿区高田馬場2−16−11
03−5272−3166（代表）
印刷　株式会社暁印刷
製本　株式会社若林製本工場

ISBN978-4-7631-3738-8　C2075
ホームページ　https://www.sunmark.co.jp